Schmerzfrei durch Kochsalz

Dr. med. Volker Desnizza

Schmerzfrei durch Kochsalz

Erfolge einer Therapie

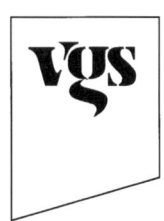

Bildnachweis:
Seite 49 rechts: Susan Gilbert, Medical Illustration, Florida
Alle übrigen Abbildungen: Dr. med. Volker Desnizza

Die Behandlungsvorschläge in diesem Buch sind von Autor und Verlag nach bestem Wissen und Gewissen sorgfältig erwogen und geprüft, die Informationen stellen aber keinen Ersatz für medizinische Betreuung jeglicher Art dar. Autor und Verlag und ihre Beauftragten übernehmen keine Haftung für etwaige Personen-, Sach- und Vermögensschäden, die sich aus dem Gebrauch oder Mißbrauch der in diesem Buch dargestellten Behandlungsmethoden ergeben.

Die Deutsche Bibliothek – CIP-Einheitsaufnahme
Desnizza, Volker:
Schmerzfrei durch Kochsalz : Erfolge einer Therapie / Volker
Desnizza. – Köln : vgs, 1995
  ISBN 3-8025-1294-4

2. Auflage
© vgs verlagsgesellschaft, Köln 1995
Umschlaggestaltung: Christa Kochinke, Köln
Satz: ICS Communikations-Service, Bergisch Gladbach
Lithos: repro 8, Köln
Druck: Druckhaus Beltz, Hemsbach
Printed in Germany
ISBN 3-8025-1294-4

Inhalt

Durch Betäubung
bekommst Du keine Heilung

Dr. med. Volker Desnizza

Vorwort

Auf Wunsch Hunderter Patienten, die mich schon seit Jahren drängen, die durch Kochsalz schmerzfrei geworden sind und nun nach jahrelangem Leiden wieder normal leben und arbeiten können, habe ich mich entschlossen, Ihnen in diesem Buch die Entwicklung und die Erfahrung mit meiner neurotopischen Therapie vorzustellen.

Diese medizinische Methode wird insbesondere den Menschen vorgestellt, die mit langjährigen Schmerzen leben. Es soll außerdem eine Therapie aufzeigen, die eine Alternative zur heute gebräuchlichen Schulmedizin ist. Das betrifft nicht nur die Schmerztherapie, sondern auch jene Fälle, denen man oft mit den bisherigen schulmedizinischen Möglichkeiten nicht zu Leibe rücken kann (z.B. Asthma bronchiale, Diabetes mellitus, Schilddrüsenleiden etc.). Trotz aller Erfolge der modernen Medizin bestehen noch viele Fragen, auf die es kaum Antworten gibt. Dazu gehört die Schmerzbehandlung.

Die medikamentöse Betäubung und Linderung der Schmerzen hat durch weiterentwickelte Pharmaprodukte, speziell bei den unheilbaren Krankheiten, wie z. B. beim Krebs, große Fortschritte gemacht. Doch eine Schmerzbehandlung für einen Krebspatienten läßt sich nicht übertragen auf die vielfältigen Schmerzbefunde, die uns im Alltag das Leben buchstäblich zur Hölle machen können; vor allem dann, wenn es sich um chronische Schmerzen handelt, die sich auch mit Medikamenten nicht in den Griff bekommen lassen.

Die Ohnmacht der Schulmedizin läßt sich an dieser Misere messen. Durch gekürzte Forschungsgelder und eine teilweise wissenschaftliche Desorientierung sowie aus einem Lobby-Denken heraus, wird vergessen und ignoriert, was einzelne mutige Forscher auf dem Schmerzgebiet bieten und viele Jahre erfolgreich praktizieren. Da wurde wohl ein Institut gegründet, welches sich mit neuen medizinischen Methoden befaßt. Es wartet aber darauf, daß die medizinischen Außenseiter sich an dieses wenden. Die Eigeninitiative zum Aufspüren von neuen Methoden, wie sie hier und da von den Medien beschrieben werden, fehlt.

Da ich mich von den 14 Jahren, seit ich diese Therapie anwandte, zehn Jahre gegen die heftigsten Angriffe aus der Ärzteschaft wehren mußte, hatte ich gar keine Lust, mich an dieses in jüngster Zeit gegründete Institut zu wenden. Zahlreiche aus schulmedizinischer Sicht und von hohen Titelträgern angefertigte Gutachten – wobei meine Methode nicht einmal untersucht oder das Gegenteil der Wirksamkeit bewiesen wurde – verwischten jeden Gedanken, mich an diese Institution zu wenden. In den letzten vier Jahren ist es diesbezüglich ruhig geworden, weil sich herausstellte, daß Wirksamkeitsbeweise vorhanden sind. Es handelt sich hier um eine Fünf-Jahres-Statistik über viele hundert Patienten sowie um wissenschaftliche Aktivitäten auf den größten Kongressen der Welt. Heute arbeite ich bereits mit einigen Ländern – in Europa u. Übersee – zusammen (siehe Anhang).

Mein Ärzte-Team und ich haben immer wieder, insbesondere, weil viele Kollegen die Methode der neurotopischen Therapie erlernen möchten, Ausbildungsmöglichkeiten angeboten. Diese Therapieform kann bei mir in Baden-Baden über einen Zeitraum von drei bis sechs Monaten erlernt werden. Ich persönlich empfinde es als eine moralische Pflicht, eine solche „Waffe" gegen sogenannte therapieresistente Krankheiten weitergeben zu müssen. Und hier besteht auch eine diesbezügliche Pflicht der Ärzteschaft der Öffentlichkeit gegenüber, die vor allem die Kosten im Gesundheitswesen betrifft.

Die Methode gegen die „therapieresistenten" Fälle, mit der man – wie oft von Kollegen zu hören ist – leben muß, wird seit 14 Jahren an ca. 20.000 Patienten mit gutem Erfolg angewendet. Sie arbeitet mit den Selbstheilungskräften der Natur und bedient sich eines physiologischen Prinzips, welches heutzutage jeder Oberstufenschüler mit Hauptfach Biologie erlernt, nämlich der Elektrizität des Nerven.

Wie das Herz Kalium und der Muskel Magnesium braucht, benötigt der Nerv gewissermaßen als Antriebsstoff Natrium. Dieses wird mit meiner Injektionsmethode aus dem Kochsalz (chemisch Natrium-Chlorid, also $NaCl$)

in einer körpereigenen Lösung zugeführt. Da dies den Ärzte-Kollegen zu einfach erscheint, glauben sie von vornherein – ohne nachzuforschen – nicht an eine solche Heilmethode.

Die Medizin geht davon aus, daß Schmerzen immer eine Ursache, einen Ausgangspunkt haben, also nur ein Zeichen dafür sind, daß irgendein Organ in unserem Körper nicht so funktioniert, wie es funktionieren sollte. Doch durch Operationen können keine Entzündungen beseitigt werden. Meines Erachtens wird in Deutschland mit ca. 100 000 Hüftgelenks-, und etwa 50 000 Bandscheibenoperationen zuviel operiert, was einfach nicht notwendig ist. In der Regel geschieht dies deshalb, weil Entzündungen die Ursachen der Arthrosen, also der Gelenkzerstörungen, sind. Diese haben sich durch Verschleiß oder durch sogenannte Autoimmunprozesse (Allergien, z. B. Rheuma) entwickelt.

Rheuma kann man – weil wahrscheinlich angeboren – nicht heilen. Sehr wohl aber die Entzündungen, die von der heutigen Technik (z. B. Röntgen) meist nicht nachgewiesen werden können. Ich habe aber mit meiner Methode die Erfahrung gemacht, daß die Entzündungsbeseitigung über die körpereige-

ne Durchblutungsheilung mittels einer Natrium-Zufuhr an die Nerven, dem Rheuma den Schrecken nimmt. Der Mensch ist so alt, wie seine Gefäße, d. h. er altert über die Entzündung, die die Gefäße und damit die Gelenke zerstört.

Da aber die Nerven den Bluttransport in den kleinsten Blutgefäßen der Muskeln und Gelenke antreiben, sind wir darauf angewiesen, daß sie die 100prozentige Elektrizität an sie abgeben. Das können sie dann nicht, wenn sie bereits am Abgang von der Wirbelsäule, d. h. an den Bandscheiben entzündet sind. Dann gaben sie unter Umständen über viele Jahre nur 15–30 Prozent Elektrizität an den Bluttransport, also von den Nerven ab. Folglich bestand, vielleicht schon für zehn Jahre im Muskel, um die Bandscheiben herum sowie im Gelenk nur eine Entschlackung bzw. Durchblutung von ebenfalls nur 15–30 Prozent.

Es bilden sich Schlacken an der Bandscheibe durch Verschleiß oder Rheumaprozesse: ein Teufelskreis! Aber nur wenn das Blut fließt, kann es auch seine Aufgabe übernehmen, die krankmachenden Schlacken und Abriebe abzutransportieren, und unter Umständen Heilung bewirken.

Doch wie kann man diesen Motor der Nervenpumpen wieder in Gang bringen? Die Antwort ist verblüffend einfach: Mit Salz! Mit simplem medizinischen Kochsalz, daß mit einer Nadel an die Nerven gespritzt wird. Das Salz aktiviert die Pumpenfunktion der Nerven. Die Durchblutung setzt wieder ein und mit ihr die körpereigene Heilung der Entzündungen. Die oft große Erlösung für den Patienten: Nach langjährigen Leiden ist der Schmerz auf einmal verschwunden.

Auch wenn dieses Heilungsprinzip „Schmerzfrei durch Kochsalz" sehr einfach erscheint: Es ist weder ein Wunder noch Scharlatanerie. Ich habe nur einen einfachen physikalischen Mechanismus der Natur wieder in Gang gesetzt.

Ich hatte Gelegenheit, meine Schmerzbehandlung in vielen Fernseh- und Rundfunksendungen vorzustellen. Die Resonanz auf jede dieser Sendungen war überwältigend. Innerhalb weniger Stunden riefen Hunderte von Patienten an und wollten mehr über diese Methode erfahren. Die geladenen Fachkollegen hingegen schüttelten häufig nur ungläubig mit dem Kopf. Sie wollten es einfach nicht wahrhaben, daß normales (medizinisches) Kochsalz erfolgreicher sein soll, als zum Beispiel körperschädigende Rheumamittel oder risikoreiche Operationen. Dann wurde behauptet, daß ein viel besserer Effekt durch Nervenblockaden mit einem Betäubungsmittel enstehe.

Auch ganz konkrete Beispiele – es waren immer mehr sogenannte unheilbare, aber dann doch geheilte Patienten aus ganz Deutschland zu den Sendungen eingeladen (so in der Fernsehsendung des NDR „N3 – aktuell" geschehen) – konnten die Kollegen nicht überzeugen. Sie zweifelten z. B. schwere Diagnosen an, den Morbus Bechterew (schweres Wirbelsäulen-Rheuma), mit der sich die Patientin schon 17 Jahre herumplagte.

Großes Interesse bekundete die internationale Fachgemeinde, als wir unsere Erfahrungen wissenschaftlich auf dem 4. Europäischen Kongress für Neurologie (Weltkongreß) im Juni 1994 in Barcelona vorstellten. Eine amerikanische Universität (Los Angeles) bot uns daraufhin eine Zusammenarbeit an. Nun bin ich in diesem Jahr wissenschaftlich auf mindestens weiteren sechs Weltkongressen vertreten.

Dank gebührt an dieser Stelle der vgs verlagsgesellschaft in Köln, die dieses Buch für den notleidenden Patienten, der von Arzt zu Arzt läuft, zugänglich machte und so auch zur notwendigen weiteren medizinischen Aufklärung in der Öffentlichkeit beiträgt.

Dr. med. Desnizza

Bandscheibenvorfall: Der Fall Ute Müller

Ein traumhafter Urlaub

In den letzten drei Wochen hatte sich Ute Müller phantastisch erholt. Es war ein wunderbarer entspannender Urlaub gewesen. Mit ihrem Freund war sie viel spazierengegangen und geschwommen. Sie hatten endlich all das unternehmen können, wozu ihnen der Alltag normalerweise keine Zeit ließ. Doch jetzt befanden sie sich bereits seit einigen Stunden auf der Rückfahrt von Österreich nach Karlsruhe. Es war Samstagnachmittag, und schon am Montag sollte der Berufsstreß von Ute Müller als technische Zeichnerin in einer Medizingerätefirma von neuem beginnen.

Plötzlich: Ein Wahnsinnsschmerz

Plötzlich bekommt Ute Müller heftige Rückenschmerzen, die sich von Kilometer zu Kilometer steigern. „Ich dachte, das ist ein großer Fehler, daß wir sieben Stunden ohne Pause durchgefahren sind. Daran hätten wir vorher denken sollen." Doch auch die lange Pause, die das Paar sofort einlegt, hilft Ute Müller nicht. Im Gegenteil: „Als wir endlich zu Hause ankamen, waren die Schmerzen so stark, daß ich glaubte, nicht mehr aus dem Auto aussteigen zu können. Ich habe mir nie vorstellen können, daß ein Mensch von einer Sekunde auf die andere derart unerträgliche Rückenschmerzen bekommen kann. Ich konnte nichts mehr tragen, kam nicht mehr die Treppen hoch. Was ist bloß mit mir passiert, fragte ich mich. Von diesem Moment an hatte ich große Angst."

Am folgenden Montag – es war im September 1988 – setzt die Suche von Ute Müller nach Heilung ein. Sie schleppt sich zu einem Orthopäden. Er schreibt sie krank, schickt sie zu Fango- und Stangerbädern, Massagen und Krankengymnastik. Doch selbst nach drei Wochen hat sie nach wie vor Rückenschmerzen. Trotzdem versucht Ute Müller wieder zu arbeiten. Doch dann verschlimmern sich ihre Schmerzen. Als technische Zeichnerin muß sie abwechselnd am Schreibtisch sitzen oder an der Zeichenplatte stehen. Dieser Bewegungswechsel macht ihren Beruf, den sie bisher sehr gerne ausübte, für sie auf einmal zur unerträglichen Qual. Ute Müller wechselt den Orthopäden. Der neue Arzt läßt sofort Röntgenaufnahmen anfertigen, doch wie der erste Arzt schließt auch er einen Bandscheibenvorfall aus. „Er konnte sich bei meiner schlanken Figur und meinem Alter, ich war zu diesem Zeitpunkt 33 Jahre alt, einfach nicht vorstellen, daß meine Bandscheibe nicht in Ordnung sein könnte." Die Röntgenaufnahmen scheinen zunächst die Vermutung des Arztes zu bestätigen. Es ist nichts zu erkennen, was auf einen Bandscheibenvorfall schließen läßt. „Doch wegen meiner unerträglichen Schmerzen bestand ich darauf, daß ein Computertomogramm gemacht wurde. Erst sträubte sich der Arzt, doch angesichts meines Zustandes gab er schließlich nach."

Diagnose: Doppelter Bandscheibenvorfall
Das CT (Computertomogramm) ergibt einen derart niederschmetternden Befund, daß man Ute Müller sogar untersagt, die Liege, auf der sie während der Röntgenprozedur liegt, ohne Hilfe zu verlassen. Diagnose: Doppelter Band-

scheibenvorfall im Bereich der Lendenwirbelsäule. Von Oktober 1988 bis Mitte 1989 wird sie krank geschrieben. In dieser Zeit beginnt für sie eine Ärzte- und Therapien-Odyssee. Sie soll Krankengymnastik betreiben, obwohl sie dabei schlimmste Schmerzen hat. „Ich ging daraufhin zu einem anderen Orthopäden. Der wiederum meinte, ich sei ein ‚akuter Fall' und schickte mich sofort zum Neurologen. Der müsse sofort entscheiden, ob eine Operation notwendig sei. Und tatsächlich meinte dieser Neurologe dann, ich solle mich auf der Stelle nach einem Krankenhaus umsehen. Ich müßte sofort operiert werden. Doch mit einer risikoreichen Bandscheibenoperation war ich nicht einverstanden. Ich wollte erst einmal alle anderen Behandlungsmöglichkeiten ausschöpfen."

Operation unvermeidlich?
Inzwischen hat sich der Zustand von Ute Müller so verschlechtert, daß sie sich nur noch an Krücken vorwärtsbewegen kann. Schmerzmedikamente schlagen bei ihr überhaupt nicht mehr an. Jeder Weg zum Neurologen oder zum Orthopäden, jede Fahrt zu den

verschiedenen Therapien legt sie nur unter größten Schmerzen zurück. Schließlich stellt sich auch noch die sogenannte Fußheberschwäche ein, d. h. Ute Müller kann ihren rechten Fuß nicht mehr anheben. Aufgrund dieser Lähmungserscheinung drängt der Neurologe erneut, eine Operation sei nun wohl unausweichlich. Andernfalls bestehe die große Gefahr, daß die Lähmung sich verschlimmere, ihr drohe gar eine Querschnittslähmung. „Ich bin in Tränen ausgebrochen. Auf der einen Seite wollte ich nicht operiert werden. Ich hatte große Angst vor den möglichen Operationsfolgen. Auf der anderen Seite verschlimmerte sich mein Zustand tagtäglich. Deshalb sprach ich alle Ärzte und jeden Patienten an, ob sie irgendwann einmal von Alternativen zu dieser risikoreichen Operation gehört hätten."

Der Zufall will es, daß ihr ein Leidensgenosse aus der Krankengymnastik erzählt, er habe in einer Zeitschrift von einem Arzt in Baden-Baden gelesen, der große Erfolge mit einer Kochsalzbehandlung haben soll. Es gäbe keinerlei Nebenwirkungen: Alleine die körpereigenen Kräfte würden durch das Kochsalz aktiviert, um die Entzündungsherde im Körper abzubauen. Mitte Oktober meldet sich Ute Müller in meiner Praxis, erhält aber wegen meines Aufenthaltes im Ausland zu dieser Zeit erst für Mitte Januar einen Termin.

Am 26. Januar 1989 kommt Ute Müller erstmals in meine Praxis. In der Zwischenzeit raten ihr die Ärzte, sich in eine Rehabilitationsklinik zu begeben. „Als ich dort ankam hieß es wieder, ich müsse sofort operiert werden, sonst sei die Querschnittslähmung unausweichlich. Ich antwortete nur: ‚Nicht bevor ich alles andere ausprobiert habe'. Es erschien mir wie eine Ironie des Schicksals, daß ich gerade in dieser Klinik Menschen traf, die erst durch die Bandscheibenopera-tion querschnittsgelähmt waren." Als Ute Müller die Ärzte auf diese ganz offensichtlichen Risiken anspricht, geben diese zu, daß natürlich das Risiko einer operationsbedingten Querschnittslähmung bestehe. Aber aller Erfahrung nach könne man das bei ihr ausschließen. Nach langen Diskussionen erklären sich die Klinikärzte bereit, Ute Müller weiterhin ohne Operation, also konservativ zu behandeln, nicht ohne zu bemerken, daß sie später froh sein werde, sich operieren zu lassen.

Und sie scheinen recht zu haben. Keine der Behandlungsmethoden hilft Ute Müller. Will sie die Klinik verlassen, muß sie liegend transportiert werden. Nach einer kurzen Entlassungsphase wird sie erneut in die Rehabilitationsklinik geschickt. Dort sagt man ihr, wie schlecht es um sie steht. „Anhand von Röntgenmaterial erklärte mir der Arzt, wie weit die Bandscheibe bereits in den Rückenmarkskanal vorgedrungen sei. Auch er halte eine baldige Operation aus diesem Grunde für unvermeidlich."

Erster Besuch in Baden-Baden: Hoffnung
Endlich rückt der langerwartete Termin in meiner Praxis heran. Doch die Reha-Klinik war nicht bereit, sie zu mir fahren zu lassen. Erst nach langem Drängen bekam sie dann doch die Genehmigung, das Haus zu verlassen. Dann: 40 Minuten in meiner Sprechstunde! Ganz wenige Fragen, gezieltes Abtasten entlang der Wirbelsäule, kurze Erörterung des Befundes, und sofort danach die ersten Kochsalzinjektionen. Als die Klinik-Ärzte am selben Tag noch sehen, daß sie wieder ein wenig laufen kann, sind sie erstaunt. Einen Tag später fühlt sich Ute Müller noch besser.

Kurz zuvor noch hatte ihr der vierte Fachmann bestätigt, daß sie ohne Operation nie mehr schmerzlos werde leben können. „Zum erstenmal seit einem halben Jahr deutete sich innerhalb von 24 Stunden eine Verbesserung meines Leidens an. Für mich war das ein unvorstellbares enormes Behandlungsergebnis!"

Ute Müller hat während ihres Aufenthaltes in der Reha-Klinik noch zwei Behandlungstermine bei mir. Doch nun erheben die behandelnden Ärzte Einspruch. „Sie sagten mir, sie könnten es gegenüber der Bundesanstalt für Angestellte (BfA) nicht verantworten, mich aus der Klinik gehen zu lassen. Da habe ich mich dann ganz einfach mit meinen Krücken durch die Kellergänge davongeschlichen. Mein Bruder, der vor der Klinik wartete, brachte mich dann zu den Behandlungen nach Baden-Baden."

Nach jeder Behandlung fühlt Ute Müller sich besser. Nach drei Behandlungen kann sie wieder ohne Krücken gehen. Die Schmerzen nehmen ständig ab, werden immer erträglicher. Die Klinikärzte sind überzeugt, daß die Gymnastikübungen der letzten Wochen den entscheidenden Beitrag zu dieser plötzlichen

Schmerzfreiheit geleistet haben. Doch auf mein Anraten hat Ute Müller an keiner dieser Gymnastikstunden mehr teilgenommen, damit die Nerven nicht noch mehr gereizt werden und die Entzündungen abgebaut werden können.

Sechs Jahre schmerzfrei

Ich muß Ute Müller allerdings auch darüber aufklären, daß ich kaum Hoffnung habe, die Lähmung des Fußes, die Fußheberschwäche, mit der Kochsalztherapie beheben zu können. Dafür habe die Reizung des Nervs über einen zu langen Zeitraum bestanden. Deshalb erscheinen Ute Müller die folgenden Wochen wie ein Märchen. „Als ich aus der Reha-Klinik 'raus war, habe ich die restlichen drei von sechs Behandlungen erhalten. Nach einem Vierteljahr wurden mir zwei Auffrischungen verabreicht. Selbst die Fußheberschwäche bildete sich langsam zurück. Nach insgesamt acht Behandlungen hatte ich keine Schmerzen mehr und konnte mich wieder gänzlich frei bewegen. Seit sechs Jahren lebe ich jetzt ohne Schmerzen und Beschwerden."

Ute Müller läßt nach diesem Behandlungserfolg noch einmal eine Computertomographie machen. Auf dieser Aufnahme ist nichts mehr von dem doppelten Bandscheibenvorfall zu sehen. „Der Arzt wollte mir gar nicht glauben, daß ich einen Bandscheibenvorfall hatte. Erst als ich die alten Röntgenbilder auspackte, glaubte er mir. Doch er konnte nicht begreifen, daß diese Rückbildung ohne jede Operation, allein durch die Kochsalzspritzen ausgelöst worden war."

Ute Müller hat mittlerweile ihren Beruf gewechselt und ist in den Einkauf gegangen, was es ihr ermöglicht, eine einseitige Belastung ihrer Wirbelsäule zu vermeiden. Heute erinnert sie nichts mehr an die schlimme Zeit ihrer Bandscheibenvorfälle. Im Gegenteil. Seit zwei Jahren geht sie sogar ihrem Lieblingshobby wieder nach: Sie tanzt wieder Rock 'n Roll.

In einem Fachgutachten zum Fall von Ute Müller schrieb ein Radiologe im Dezember 1990: „Im Vergleich zu den zur Verfügung gestellten MRT-Aufnahmen vom 18.1.1989 ist das damals nachzuweisende prolabierte Bandscheibengewebe im Segment L4/L5 jetzt weitgehend resorbiert. Eine Irritation von intraspinalen Strukturen ist jetzt nicht nachzuweisen." Die Frage von Frau Müller, ob er sich vorstellen könne, daß diese Heilung auch ohne Operation stattgefunden haben könnte, wurde verneint.

Praxis-Alltag

Vor meinem Medizinstudium schloß ich zunächst ein Studium als Informatiker ab. Anschließend arbeitete ich einige Jahre als leitender Angestellter in der Computerbranche; aufgrund meiner Sprachkenntnisse vorwiegend in Italien, England und Südafrika. Dann folgte das Medizinstudium. Meine Informatikkenntnisse kamen der Herzinfarktforschung an der Uni Heidelberg und dem Aufbau eines Rechenzentrums an der Uni Frankfurt zugute. Für meine Promotion entwickelte ich einen Thesaurus, d. h. eine alphabetisch und systematisch geordnete Computersammlung von Begriffen aus der Pathologie. Diese mit der Note 'sehr gut' bewertete Arbeit wurde 1981 auf den Weltkongressen für Pathologie (Jerusalem) und Informatik (Tokio) vorgestellt. Noch während meiner Zeit als Assistenzarzt in der Pathologie und Inneren Medizin entwickelte ich in Zusammenarbeit mit IBM die erste Computeranwendung für niedergelassene Ärzte. Während dieser Zeit und darüber hinaus war ich insgesamt fünf Jahre als Notarzt tätig. Angebote als Direktor für den medizinischen Bereich bei IBM lehnte ich ab. Denn inzwischen hatte ich mich der Schmerztherapie zugewandt und eine eigene Praxis eröffnet.

Die Praxis
Meine Praxis in Baden-Baden besteht aus zwei großen Einheiten, die auf einer Etage liegen. Dazu gehört ein Wartezimmer mit Zugang auf eine bepflanzte Innenhofterasse, mehrere sehr modern ausgestattete Gesprächs- und Behandlungsräume. Alle Räume sind lichtdurchflutet und großzügig bemessen. In einem der Arbeitsräume füllen sechs Arzthelferinnen an einem großen Tisch die vor ihnen liegenden Hunderte von Spritzen. Sobald sie gefüllt sind, werden sie von anderen Arzthelferinnen abgeholt und auf die Behandlungsräume verteilt.

Eine Behandlung
Eine Patientin legt sich mit dem Bauch ganz entspannt auf eine Liege. Die Arzthelferin

hat 23 Spritzen bereitgelegt. Ich taste den Rücken der Patientin ab, frage sie hin und wieder, ob der Tastdruck an bestimmten Rückenpartien Schmerzen erzeugt. Schnell und ohne den Blick vom Rücken der Patientin zu wenden, greife ich eine Spritze nach der anderen, die mir angereicht wird. Meine linke Hand fixiert die Stelle des jeweiligen Einstichgebietes, fungiert als Navigator. Schon beim Einstich drückt der Daumen die Flüssigkeit in das Oberflächengewebe des Rückens. Die meiste Kochsalzflüssigkeit wird jedoch gespritzt, wenn die Kanüle die Nervenausgänge am Rückgrat erreicht, etwa in 3 cm Tiefe. Kaum liegt die nur etwa ein Viertel geleerte Spritze in einer Ablage, findet die neue ihren Weg zum Rücken. 23mal wird dieser Vorgang wiederholt, d. h. nach wenigen Minuten ist die Behandlung beendet. Zwei- bis dreimal ist die Patientin zusammengezuckt, Schmerzen hat sie jedoch nach eigener Aussage nicht empfunden.

Diese Behandlungsmethode hat schmerzgeplagten Patienten wie Ute Müller tausendfach geholfen. Auch sie bekam pro Behandlung 23 Kochsalzinjektionen an die Nervenaustritte der Halswirbel- und Lendenwirbelsäule gespritzt. In acht Behandlungen waren es 184 Spritzen, gefüllt mit 0,9prozentiger Kochsalzlösung.

Kann Kochsalz heilen?

In meiner Schmerzpraxis gibt es keine starken Medikamente, hier gibt es keine Elektrostimulation, keine Fangopackungen, Schmerzmassagen oder Schwefelbäder, hier wird ausschließlich mit Kochsalz gearbeitet. Aber kann Kochsalz heilen? Natürlich kann Kochsalz nicht direkt heilen. Aber es ist sozusagen das ideale Medium, um eine körpereigene Heilung bei entzündlichen Erkrankungen in Gang zu setzen.

Es ist so, daß unsere Therapie überall da zur Anwendung kommt, wo Beschwerden auf Entzündungen zurückgeführt werden können. Entzündungen bilden sich dort, wo zum Beispiel Knochen- und Knorpelabriebe, wie an der Wirbelsäule, das Bindegewebe belasten. Das wird in dem Moment für den Patienten äußerst schmerzhaft, wenn diese Abriebe auf die Nerven drücken. Auf Dauer sind die Nerven dann nicht mehr in der Lage, die Mikrozirkulation, das heißt die Durchblutung kleinster Gefäße, an den betroffenen Stellen noch aufrecht zu erhalten. Durch das saure Milieu, das durch die Entzündung geschaffen wird, 'blockieren' die Nerven. Folge: Sie stellen die Blutpumpenfunktion, die sie für das Gewebe haben, einfach ein. Dadurch entsteht ein Teufelskreis. Denn ohne Blutzufuhr kann wiederum die Entzündung nicht abgebaut werden. Im Gegenteil, im Laufe der Zeit wird sie noch von Stoffwechselschlacken eingekapselt. Chronische Schmerzzustände sind die Folge. Alle herkömmlichen Medikamente und Therapien können den Schmerz nur lindern, ihn dann aber nicht mehr heilen.

Ursache und Wirkung
Durch das Einströmen von Natrium-Ionen in eine Nervenzelle und das Ausströmen von Kalium-Ionen aus der Zelle entsteht ein sogenanntes Aktionspotential. Dieser Vorgang wird als „Ionen-" bzw. als „Kalium-Natrium-Pumpe" bezeichnet. Eben diese Nervenpumpe hält die normale Funktion der Elektrizitätserzeugung aufrecht. Das Problem besteht darin, daß bei allen Entzündungsprozessen im Bindegewebe zahlreiche sogenannte

Entzündungsmediatoren auftreten. Diese Stoffe binden die Natrium-Ionen entweder an sich oder vernichten sie sogar. Dadurch, daß keine oder zuwenig Natrium-Ionen vorhanden sind, fehlt den Nervenzellen gleichsam der Antriebsstoff. Die für die Durchblutung im mikrozellulären Bereich notwendige Elektrizität am Nerv bricht dann zwangsläufig zusammen. Eine ausreichende Durchblutung ist jedoch für den Entzündungsabbau die entscheidende Voraussetzung.

An dieser Stelle setzt die Aufgabe des Kochsalzes an. Durch die Injektion von Kochsalzlösung an die entsprechenden Nerven werden diese wieder mit Natrium-Ionen versorgt. Die Nervenpumpe bedient sich der benötigten Natium-Ionen und beginnt wieder zu arbeiten. Damit ist die Aufgabe des Kochsalzes beendet. Es liefert nur den Stoff, den die Nervenzellen brauchen. Wenn der Nerv wieder arbeitet, setzen sich die kleinsten Muskelfasern wieder in Pumpbewegung, das Blut kann wieder fließen. Mit den Worten des Fachmannes: Nicht die isotonische Kochsalzlösung heilt, sondern die Aktivierung der Nerven, herbeigeführt über eine Zuführung der Na-Ionen an die im Entzündungsherd beteiligten Nerven, bewirkt die Öffnung der Mikrozirkulation der Kapillaren über die intramuralen Nervengeflechte in der Arteriolenhülle. Auf diese Weise wird eine körpereigene Heilung in Gang gesetzt. Denn Blut, das ungehindert fließen kann, transportiert sowohl wichtige Nährstoffe wie Vitamine, Spurenelemente und Mineralien als auch Sauerstoff zum Entzündungsgebiet, während es gleichzeitig die körpereigenen Ablagerungen abtransportiert.

Tausendfach erprobter Praxis-Alltag
Schicksale wie das von Ute Müller habe ich in den letzten zwölf Jahren Tag für Tag erlebt. Ich habe in den letzten Jahren 1200 Bandscheibenvorfälle behandelt. In über 80 Prozent der Fälle konnten wir eine Schmerzfreiheit erreichen, die diese Menschen nicht mehr für möglich gehalten hatten und die ihnen eine ganz neue Lebensqualität ermöglichte. Chirurgische Eingriffe wurden überflüssig, da sich die Bandscheibenvorwölbungen und -vorfälle nachweisbar zurückbildeten. 63 dieser Fälle haben wir wissenschaftlich dokumentiert und der Europäischen Gesellschaft für Neurologie im Juni 1994 in Barcelona vorgestellt. Versprechen können wir nichts. Auch mit dieser Behandlungsmethode sind wir darauf angewiesen, daß die Vorschädigungen nicht zu stark sind, daß der Körper noch genug Energie hat, um die Selbstheilungskräfte zu initiieren. In den Fällen, in denen sich Patienten später enttäuscht über den Behandlungsverlauf äußerten, stellten wir nach Einsicht in die Behandlungsunterlagen fest, daß sie sich nicht an verabredete Behandlungspläne gehalten hatten oder zu notwendigen Auffrischungen einfach nicht erschienen waren.

Rückenerkrankungen: Eine neue Epidemie

Die Krankheitsentwicklung bei Ute Müller veranschaulicht drastisch, daß eine einzige zerborstene oder deformierte Bandscheibe ausreichen kann, um ein ganzes Leben zu ruinieren, um einen Menschen beruflich und sozial ins Abseits zu stellen. Dabei sind Rückenschmerzen kein Problem einer Minderheit: Jeder dritte Deutsche klagt über sie. Rückenleiden haben sich zu einer Volkskrankheit entwickelt, die sich einer Epidemie gleich über das ganze Land ausbreitet und die keine Grenzen hinsichtlich sozialer Schichten, Alter oder Geschlecht kennt. Der Maurer ist ebenso betroffen wie der Bankdirektor. Chronische Rückenschmerzen können die Putzfrau ebenso wie die Millionärsgattin peinigen. Fast 50 Prozent aller vorzeitig eingereichten Rentenanträge werden mit Rückenleiden und hier vor allem mit Bandscheibenvorfällen begründet. An die 15 Millionen Krankheitstage fordern Rückenerkrankungen jedes Jahr. Für Behandlungs- und Ausfallzeiten bezahlen die deutschen Kranken- und Sozialversicherungsträger jährlich Milliardenbeträge. Nur 20 Prozent der deutschen Bevölkerung werden voraussichtlich das Glück haben, ihr Leben ohne Rückenleiden beenden zu können.

Unbekannte Ursachen

Die Ursachen vieler Rückenerkrankungen sind bis heute, trotz High-Tech-Medizin, so gut wie unbekannt. Selbst der Blick durch den Körper mit Hilfe der Computer- oder Kernspintomographie läßt nur in seltenen Fällen eine eindeutige Diagnose zu. So bleibt nur der wenig hilfreiche, aber zumindest geschichtlich plausible Trost, daß der aufrechte Gang des Menschen vielleicht eine Fehlkonstruktion der Natur ist. Auch ohne alle äußeren Einflüsse, allein durch Bewegungen wie Gehen, Stehen, Bücken und Heben, wird unser Rückgrat derartig belastet, daß es nur eine Frage der Zeit ist, wann Verschleiß und Abnutzung sich mit den gefürchteten Schmerzen bemerkbar machen. Führt man sich diese natürlichen Fehler der menschlichen Konstruktion vor Augen, dann erscheint es nur einleuchtend, daß falsche, monotone oder zu wenige Bewegungen, daß die durch seelische Belastungen entstandenen Fehlhaltungen oder auch Übergewicht, das an unserem Rückgrat hängt, diesen Vorgang letztlich nur beschleunigen.

Rückenschmerzen als Symptom für andere Krankheiten

Rückenschmerzen können natürlich auch ein Symptom für Krankheiten irgendwo in unserem Körper sein. Sie können bei Funktionsstörungen der Nieren auftreten oder wenn ein Magengeschwür oder -karzinom vorhanden ist. Einige Wissenschaftler weisen seit Jahren darauf hin, daß Mikrozirkulationstörungen (z.B. durch Nikotinkonsum) Rückenschmerzen auslösen können. Sie betrachten sie allerdings nur als eine Folge des Nikotinkonsums und nicht wie ich auch als eine Ursache für chronische Entzündungen. Sie machen nicht die chronischen Entzündungen sondern den Nikotinkonsum dafür verantwortlich, daß sich die kleinen Blutgefäße verengen, was zur Folge habe, daß den Bandscheiben der Sauerstoff fehle. Somit würden die Bandscheibenfasern schneller degenerieren. Sowohl der Begriff der Mikrozirkulation als auch die Zusammenhänge zwischen weitreichenden körperlichen Erkrankungen und einem Rückenleiden sind also auch in der klassischen Medizin Gegenstand verschiedenster Überlegungen.

Bandscheiben: Lebensnotwendige Stoßdämpfer

Die Rückenmuskulatur, die für den aufrechten Gang sorgt, spielt eine große Rolle. Verspannen sie sich zu den leicht ertastbaren Verhärtungen, können krampflösende Massagen und Medikamente, in Extremfällen eine Umstellung des Lebenswandels, dazu beitragen, diese Verspannungen wieder zu lösen.

In den meisten Fällen sind jedoch die Bandscheiben, die körpereigenen Stoßdämpfer zwischen den Rückenwirbeln, Ursache für Leid und Pein. Nur sie können den enormen Druck auf die Wirbel ausbalancieren. Permanent falsch ausgeführte Bewegungen führen zu einem Abrieb dieser knorpelartigen Puffer. Denn nur der äußere Ring der Bandscheiben besteht aus einer faserartigen Substanz. Im Inneren dieser Puffer befindet sich hingegen ein recht weicher, gallertartiger Kern. Zerbricht der härtere Außenring, dann dringt die gallertartige Kernmasse nach außen vor. Dieser sogenannte Bandscheibenvorfall drückt auf die Nerven und verursacht schlimme Schmerzen, die Patienten wie Ute Müller das Leben über Monate und Jahre hinweg zur Hölle machen können.

Je nachdem, an welcher Stelle die Bandscheiben sich vorwölben oder gar vorfallen, kann dies weitreichende Wirkungen haben. Werden aus dem Rückenmark austretende Nervenbahnen im Bereich der Halswirbelsäule belastet, können strahlende Schmerzen in Armen, Schultern, Kopf oder auch Herzschmerzen die Folge sein. Belastungen der Brustwirbelsäule machen sich häufig mit einem ringförmigen Schmerz, der parallel zu den Rippenbögen verläuft, bemerkbar. Starke Hüftschmerzen sprechen für eine Beeinträchtigung des Ischias-Nervs im Lendenwirbelbereich, was sich auch in einem Hexenschuß äußern kann, der in der Lage ist, den Körper vom unteren Rückenbereich bis zum kleinen Zeh zu lähmen. Die Gefahr besteht, daß diese Patienten sich auf Dauer nicht mehr bewegen können, daß selbst ihre Darm- und Blasenfunktionen beeinträchtigt werden. Ist es erst einmal soweit gekommen, dann ist eine Bandscheibenoperation in der Regel nicht mehr zu umgehen.

Das große Geschäft mit dem Rücken

Doch nicht nur in diesen Notfällen wird operiert. Immer häufiger scheint den schmerzgeplagten Rückenpatienten die Operation als letzter Ausweg, ihre qualvollen Schmerzen eindämmen zu können. Dafür spricht, daß Rückenerkrankungen einer der häufigsten Gründe sind, um Patienten ins Krankenhaus einzuliefern. Jeden Monat werden an die 6000 Bandscheibenpatienten operiert. Doch trotz modernster Verfahren wie der mikroinvasiven Operation oder dem Lasereingriff tritt in zwei von drei Fällen keine Besserung ein, bestimmen die Schmerzen weiterhin das Leben der Patienten.

Dann beginnt häufig ein weiterer langer Behandlungsmarathon in Rückenkliniken und Rücken-Rehabilitationseinrichtungen. Ein Heer von Orthopäden, Chiropraktikern, Psychiatern und Psychologen bietet den Patienten ein umfangreiches Behandlungsrepertoire an.

Für den Schmerzmitteleinsatz stehen in Deutschland etwa 600 Rheuma- und Schmerzmittel zur Verfügung, die häufig jedoch mehr schaden als nützen. Denn viele Wirkstoffe haben gefährliche Nebenwirkungen. Sie beeinträchtigen die Blutbildung und können zu schweren Leber- und Nierenschäden führen. Wenn ihr Einsatz vergeblich war, folgt als scheinbar logische Konsequenz allen ärztlichen Bemühens die zweite, nicht selten eine dritte Rückenoperation. Nach einer Untersuchung des Neurochirurgen Don M. Long vom Johns Hopkins Hospital in Baltimore/ USA ist jedoch bei zwei von drei Operationen der Eingriff von vornherein überhaupt nicht gerechtfertigt.

Deutschlands Ärzte operieren zuviel!

Natürlich können Operationen in bestimmten Fällen die einzige Chance sein, dem Patienten zu helfen, wenn schwere Lähmungen und Nervenschädigungen vorliegen oder Bandscheibenteile in den Wirbelkanal vorgedrungen sind. Aber diese Extremfälle rechtferti-

gen nicht, daß die Bandscheibenoperation heute fast automatisch auf dem Programm steht. Zwei Drittel aller Bandscheibenoperationen und Gelenkerkrankungen wären überflüssig, wenn die Operateure die Ursachen der Schmerzen beseitigen würden, nämlich die Entzündungen. Operative Eingriffe entfernen zwar die Bandscheibentrümmer. Doch die Entzündungen im Gewebe um die Nerven und Bandscheiben herum bleiben meistens bestehen. Und damit erklärt sich meiner Überzeugung nach, daß zwei Drittel aller Rückenpatienten nach ihren Operationen weiterhin unter starken Schmerzen leiden.

Spritzen statt operieren

Die teuren Geräte in den Praxen müssen sich natürlich amortisieren. Das ist in jedem medizinischen Bereich so. Die Experimentierfreudigkeit der Ärzte hat inzwischen jedoch ein Ausmaß erreicht, das die praktizierenden Ärzte zwar als erfolgreich verkaufen, das den Patienten tatsächlich aber nicht gesünder macht.

Obwohl meine Erfolge in der Entzündungsbeseitigung, und das heißt Schmerzbeseitigung, jederzeit reproduzierbar und damit auch klinisch nachvollziehbar wären, war lange Zeit kein Forscher bereit, die ganz offensichtliche Bedeutung der kochsalzbedingten Muskelzellenöffnung über das Zentralnervensystem wissenschaftlich kausal zu begründen. Wahrscheinlich hängt dies damit zusammen, daß Entzündungsparameter sich nur schwer durch Laborwerte nachweisen lassen. Nervenentzündungen bilden ebenso wie Bindegewebsentzündungen kein nachweisbares Substrat. Auch akute Entzündungen sind im Röntgenbild kaum zu erkennen. Die Schulmedizin steht der Entzündungsfrage bisher ratlos gegenüber und sucht ihr Heil vorwiegend in der Chemie und im operativen Eingriff. Daß die Kochsalztherapie in den meisten Fällen die bessere Heilmethode darstellt, beweist die eindeutige Beziehung zwischen dem Abbau der Entzündung und den Erfolgen in der Schmerztherapie. Es gibt so gut wie keine Rückfälle. Man mag bezweifeln, daß Entzündungen vorliegen und als Schmerzursache zu identifizieren sind. Ich konnte aber immer wieder feststellen, daß sowohl auf Druck als auch nach den ersten Injektionen im Versorgungsgebiet dieser Nerven Schmerzen auftraten. Dies spricht eindeutig für das Vorhandensein von Entzündungen. Einfach formuliert: Jede 0,9prozentige Kochsalzlösung verursacht nur Schmerz, wenn sie in entzündetes Gewebe eingespritzt wird. In gesundem Gewebe hingegen entsteht kein Schmerz.

Austherapiert?

Über die Diskussion, auf welche Art und Weise die Kochsalztherapie Menschen hilft, vergißt man leicht, daß sie bereits Tausenden von Menschen nachweisbar geholfen hat und daß sie vor allem selbst dort erfolgreich eingesetzt werden kann, wo auch Operationen nicht haben helfen können. Diese Patienten gelten als „austherapiert". Ihnen wird in der Regel nur noch empfohlen, sich mit den Schmerzen abzufinden, sie gleichsam als unumstößliches Naturereignis zu akzeptieren. Das folgende Beispiel soll zeigen, daß die Kochsalztherapie auch in diesen Fällen einen Ausweg darstellen kann.

Rückenschmerzen: Der Fall Inge Herta

Fehldiagnose in der Kindheit

Elf Jahre ist Inge Herta alt, als ihr, damals in der DDR, ein Arzt die vereiterten Mandeln operativ entfernt. Sechs Wochen nach diesem Eingriff schwellen ihr alle Gelenke an. Die Diagnose der Ärzte: Knochen-Tuberkulose. „Daraufhin wurden meine Arme und meine Beine stillgelegt, daß heißt eingegipst." Inge Herta kommt ins TBC-Heim. Doch ihre Schmerzen nehmen nicht ab. Erst vierzehn Monate später erkennen die Ärzte ihren Fehler: Inge Herta hat gar keine Knochen-TBC. Sie leidet unter schwerem Gelenkrheuma. Sofort befreit man das Kind von dem Gips. Alles mögliche wird versucht, um den Diagnosefehler wiedergutzumachen, das heißt, dem Körper die ursprüngliche Beweglichkeit wieder zurückzugeben. „Bei den Unterwassermassagen mußten mich zwei Pfleger festhalten. Ich schrie, so groß waren meine Schmerzen in den Gelenken." Die Elektroschocktherapie empfindet Inge Herta als erträglich. Eine große Qual hingegegen ist, daß sie in dieser Zeit auf einem harten Brett als Bettunterlage schlafen muß. „Alle diese Behandlungen waren sehr schmerzhaft. Das Schlimmste war dann aber, daß die ganzen Behandlungen alle vergeblich waren und mir nicht mehr helfen konnten."

Durch das unbewegliche Liegen ist ihre Wirbelsäule inzwischen total verkrümmt und die Sehnen haben sich verkürzt. „Von da ab konnte ich meine Ellbogen nicht mehr bewegen. Alle meine Gelenke hatten sich versteift. Ich konnte meine Hüften nicht mehr beugen, nicht mehr ohne orthopädische Schuhe gehen." Die Kindheit von Inge Herta ist zweifellos ein Martyrium. Als elfjähriges Kind kommt sie 1951 ins Krankenhaus. „Von da an mußte ich sieben Jahre, d. h. meine ganze Jugend, im Bett liegen." Als junge Frau, im Alter von 18 Jahren, muß Inge Herta sich nach einem zweijährigen Krankenhausaufenthalt auf ein Leben im Rollstuhl vorbereiten.

Ein Leben im Rollstuhl

Ihre Mutter, mit der sie in einer kleinen Wohnung zusammen lebt, und eine Gemeindeschwester versorgen sie und vor allem üben sie ständig mit ihr Laufen. In den folgenden fünf Jahren macht sie, Fortschritte: Zum erstenmal seit ihrem elften Lebensjahr kann sie endlich wieder ein wenig gehen. Doch dann stirbt ihre Mutter. Fortan kümmert sich eine Nichte um sie. Das Leben im Rollstuhl wird für Inge Herta in den folgenden Jahren zur Normalität.

Inzwischen lebt sie in einem Heim. Dort lernt sie 1983 ihren späteren Mann kennen. Auch er sitzt im Rollstuhl: Folge einer Hirnoperation bei der ein Tumor erfolgreich entfernt wurde. Wenige Monate später heiraten die beiden gegen den Willen der Heimleitung. Auf Einladung eines westdeutschen Pfarrers besuchen sie immer wieder ein Heim in der Nähe von Bremen. 1989 entschließen sich Inge Herta und ihr Mann, die DDR zu verlassen. Unter dem Vorwand, Bekannte in der BRD seien gestorben, setzen sie sich schwarz gekleidet mit ihren Rollstühlen in den Zug und fahren nach Bremen. Dort werden sie schon erwartet. Aus dem langjährigen Urlaubsziel wird ihre neue Heimat.

Erneute Rückenschmerzen

Drei Jahre später, 1992, bekommt Inge Herta wieder starke Schmerzen. Seit 1985 hat sie den Rollstuhl nicht mehr verlassen. Die aktuellen Untersuchungen zeigen, daß die Wirbelsäule den Belastungen des behinderten Körpers offensichtlich schon seit Jahren nicht mehr gewachsen ist. Im April 1992 wird Inge Herta ins Krankenhaus eingewiesen. Die Ärzte beginnen mit einer Rheumatherapie. Ein Vierteljahr bekommt Inge Herta Goldspritzen. Doch diese Injektionen schlagen bei ihr nicht an. Im Gegenteil: „Sechs Wochen später dachte ich, ich würde vor Schmerzen wahnsinnig. Deshalb war ich im August schon wieder im Krankenhaus. Alle Organe wurden untersucht, weil die Ärzte dachten, daß die Schmerzen dort ihre Ursache hatten. Doch dann stellte sich heraus: Die Schmerzen kommen von der Wirbelsäule und den Hüftgelenken. Die waren total entzündet. Das Schlimme war, daß die Ärzte meinten, daß sie nichts mehr für mich tun könnten. Das Rheuma sei eben da und dagegen könne man bei mir nichts mehr machen."

Dann bekommt sie Medikamente, die normalerweise nur Krebspatienten mit starken

Schmerzen verabreicht werden. Aber auch diese helfen kaum. „Trotz der starken Tropfen konnte ich nachts nicht schlafen. Auch tagsüber mußte ich im Bett liegen, da ich im Rollstuhl nur noch stärkere Schmerzen bekam. Auch die Heimärztin meinte, mir bliebe nichts anderes übrig als mit diesen Schmerzen zu leben. Im Notfall müßte ich als Pflegefall ins Krankenhaus."

Letzter Ausweg: Operation?

Ein Orthopäde sieht den einzigen Ausweg in einer Operation, da sich seiner Meinung nach sonst die Halswirbelsäule noch mehr versteifen würde. Doch wegen des empfindlichen Nervengeflechtes in dieser Gegend besteht die Möglichkeit, daß anschließend der gesamte Körper gelähmt ist.

Zu jener Zeit liest die Nichte von Inge Herta in der Presse über die Erfolge meiner Kochsalztherapie und vereinbart mit meiner Praxis im Oktober 1992 einen ersten Termin.

Die Alternative: Kochsalztherapie

Zur ersten Untersuchung legt Frau Herta mir ihre Röntgenbilder vor.

Nach einer intensiven Untersuchung und einem ausführlichen Gespräch glaube ich, der Patientin weiterhelfen zu können. Doch zunächst stellt sich die Frage, wer für die Behandlungskosten aufkommt.

Nachdem die Krankenkasse den Antrag von Inge Herta abgelehnt hat, stellen Verwandte, Bekannte und Freunde sowie die Diakonie in Bremen das notwendige Geld zur Verfügung.

Therapieerfolg

Inge Herta bekommt zu Beginn 23 Spritzen mit Kochsalzlösung vom Steiß bis zum Hals in den Rücken injiziert. Schon nach dem zweiten Behandlungstag fühlt sie sich wohler. Dann geht es ihr von Tag zu Tag besser. Die Schmerzen gehen zunächst natürlich nicht gänzlich zurück, denn durch das Salz werden die Selbstheilungskräfte des Körpers aktiviert, so daß sich die entzündlichen Prozesse erst nach und nach abbauen werden. Ein Prozeß, der sich über einige Monate hinziehen kann. In Intervallen kommen und gehen ihre Schmerzen noch über Monate. Doch seit einer einwöchigen Nachbehandlung ist sie absolut schmerzfrei. „Es ist noch heute für mich wie ein Wunder, daß ich ohne Schmerzen leben kann. Die ganzen Muskelschmerzen von 20 Jahren sind wie weggeblasen. Ich kann mich endlich wieder nachts alleine auf die Seite drehen und zumindest in unserem Zimmer im Heim herumlaufen. Das verschafft mir die Unabhängigkeit, alleine vom Rollstuhl zur Toilette und wieder zurück zum Rollstuhl gehen zu können; ohne jede fremde Hilfe. Bis heute habe ich keine Schmerztropfen mehr genommen." Nach vierzig Jahren Behinderung kann Frau Herta zwar nicht völlig auf den Rollstuhl verzichten und auch bei der Körperpflege ist sie auf Hilfe angewiesen, aber seit nunmehr zwei Jahren kann sie immerhin schmerzfrei leben.

Die Entwicklung der Kochsalztherapie

Erste Beobachtungen als Medizinstudent
Diese erstaunlichen Erfolge, mit Kochsalzinjektionen Menschen ein schmerzfreies Leben zu ermöglichen, sind kein Zufallsprodukt, sondern das Ergebnis eines langjährigen Beobachtungs- und Entwicklungsprozesses. Zu den ersten Schritten, die zu dieser Therapie führten, gehörten die ganz alltäglichen Beobachtungen während meines Medizinstudiums. So wurde eines Tages eine schwer übergewichtige 34jährige Frau nach einem Zusammenbruch ins Krankenhaus eingeliefert. Die Untersuchungen, an denen ich damals noch als Student teilnahm, ergaben, daß das Herz recht unregelmäßig arbeitete. Aber das schien nicht das Problem zu sein. Denn nachdem die Infusionen liefen, die Patientin an das EKG angeschlossen und alle Vitalfunktionen überprüft worden waren, schlug ihr Herz wieder normal. Von dieser Seite bestand also keine Gefahr mehr.

Vermutung: Bandscheibenvorfall
Trotzdem befand sie sich in einem schlimmen Zustand. Sie schrie vor Schmerzen und konnte sich nicht mehr bewegen. Die verantwortlichen Ärzte entschlossen sich, die Frau im Bett liegend zu röntgen. Im Röntgenbild konnte man den Bandscheibenvorfall zwar nicht erkennen, es fiel aber auf, daß das linke Bein der Frau zur Hälfte gelähmt war. Die Überprüfungen bestätigten, daß die Reflexe weitestgehend ausgefallen waren. Daraufhin wurden der Patientin stärkste Schmerzmittel verabreicht. Anschließend ging es ihr ein wenig besser. Die Vermutung lag auf der Hand, daß ihre Bandscheiben nicht in Ordnung waren. Ihr Zusammenbruch war wohl eine Folge der großen Schmerzen gewesen, mit denen das Vegetativum nicht mehr fertig wurde. Nach einer Woche dachten die Ärzte darüber nach, ob sie diese Patientin zur Operation auf eine andere Station verlegen sollten. Zu diesem Zeitpunkt wurde mir zum erstenmal bewußt, wie schnell Ärzte Patienten operieren wollen, obwohl diese häufig gar nicht in der Lage sind zu entscheiden, ob sie operiert wer-

den wollen oder nicht. Auf der anderen Seite erlebte ich tagtäglich, daß den meisten Patienten, die mit großen Schmerzen im Krankenbett liegen, alles recht war – Hauptsache, sie wurden so schnell wie möglich von ihren Qualen befreit.

Erste Erfahrung: Druck contra Lähmung

Als aktiver Jiu-Jitsu-Sportler war mir die zu diesem Kampfsport gehörende Gesundheitslehre bekannt, welche die Asiaten über Jahrtausende entwickelt haben. Sie beinhaltet auch einen speziellen Druckgriff, den sogenannten „Kuatsu", womit soviel wie „Wiederbelebung" gemeint ist. Genau diesen „Kuatsu" wendete ich bei der Patientin an. Und tatsächlich war die Lähmung plötzlich weitgehend verschwunden.

Auch wenn dieses Ergebnis nur eine knappe Stunde vorhielt: Für mich war es eine wichtige Erfahrung. Aus der Neurologie war mir bekannt, daß einfacher Druck Nerven entlasten kann und in diesem Falle die Lähmung – wenn auch nur kurzfristig – aufgehoben hatte. Beim Abtasten des Rückens und der Wirbelsäule hatte ich aber auch gespürt, daß das Bindegewebe, welches die Nervenausgänge der Wirbelsäule umgibt, geschwollen war. Konnte es nicht sein, daß genau dieses geschwollene Bindegewebe die Nerven gleichsam erdrückte und so für Schmerzen und Lähmung verantwortlich war? Für diese Vermutung sprach, daß sich das geschwollene Bindegewebe genau an der Stelle der Wirbelsäule befand, an der die für die Beinfunktionen zuständigen Nerven aus dem Wirbelkanal heraustreten. Wahrscheinlich hatte mein Fingerdruck diese Schwellung um den peripheren Nervenabgang gereizt oder etwas niedergedrückt. Vielleicht war es dadurch zu der kurzfristigen Nerven-Entspannung gekommen.

Lähmung trotz Operation

Die Patientin wurde dann tatsächlich an der Bandscheibe operiert. Aber auch nach der Operation blieben bestimmte Körperstellen weiterhin taub. Vor allem wollte sich kein Gefühl mehr im linken Bein einstellen. Das bestätigte meine Vermutung, daß nicht nur der Bandscheibenvorfall allein die Schmerzen verursacht hatte. Ganz offensichtlich reichte es nicht aus, das kleine Knorpelstück operativ zu entfernen, das aus der Bandscheibe „vorgefallen" war und auf Rückenmark oder Nervenwurzel drückte. Auf irgendeine Weise schienen die geschwollenen Bindegewebsanteile, die die Nerven quetschten und drückten, eine entscheidende Rolle für die Schmerzentwicklung zu spielen. Wenn aber tatsächlich diese Schwellung um den peripheren Nerv Ursache für Schmerzen und Lähmung sein sollte, dann lag es auf der Hand, nach einem Weg zu suchen, auf dieses Gewebe einzuwirken.

Bis ich diese Gedanken weiterverfolgte und feststellte, wie diese entzündlichen Veränderungen um die Nerven herum entstehen und vor allem, wie sie sich beeinflussen lassen, sollte es noch einige Zeit dauern. Auf jeden Fall entstand mit dieser Beobachtung die Idee, daß die Nerven eine entscheidende Rolle für die Schmerztherapie spielen könnten.

Erfahrungen als Notarzt

Nach dem Studium lernte ich als Assistent an einer Frankfurter Klinik wie alle angehenden Mediziner die „vornehmste Pflicht des Arztes" kennen: den Notdienst. Neben der Arbeit im Krankenhaus war es nicht leicht, auch noch nachts, an Wochenenden und Feiertagen im freiwilligen Notdienst tätig zu sein. Auf der anderen Seite, so sehe ich es heute, gab es für mich keine bessere Erfahrung. Erst im Notdienst habe ich gelernt, über die studienbedingten Fachgrenzen hinauszublicken. Gehirnprobleme, Herzprobleme, Blasenprobleme und gynäkologische Probleme: Alles was ich bisher mehr studiert als praktiziert hatte, konnte ich jetzt manchmal in einer einzigen Nacht kennenlernen. Im Notdienst bekam ich auch zum ersten Mal eine Vorstellung davon, an wie vielen unterschiedlichen Krankheiten Menschen leiden können. Zu diesem Zeitpunkt ahnte ich nicht, daß ich mich einmal auf die Schmerztherapie spezialisieren würde. Doch die vielen Erfahrungen während der Notdiensteinsätze waren rück-blickend mitentscheidend für die Entwicklung der Kochsalztherapie.

Bei den Notarzteinsätzen fiel mir häufig auf, daß sich bestimmte Krankheiten jeder Behandlung widersetzten. Zum Beispiel Asthma. Mit Blaulicht fuhr ich zu einem Patienten, den die Erstickungsanfälle in Todesangst versetzt hatten. Um überhaupt noch Luft zu bekommen, hatte der Patient bereits sehr hohe Dosen von seinem Spray genommen. Die Folge: Sein Puls war auf hundertachtzig Schläge pro Minute hochgeschnellt. Was sollte ich in dieser Situation tun? Mir waren alle Möglichkeiten genommen, weitere Medikamente einzusetzen. Denn die hätten sein Herz noch mehr belastet. Deswegen entschloß ich mich, diesem Patienten einfach in eine Kurznarkose mit Valium® zu setzen. Diese Narkose hielt eine Viertelstunde an. In dieser Zeit konnte ich eine Infusion anlegen, um entsprechende Medikamente einzuleiten, die den Patienten zur Ruhe brachten und sein Herz kontrollierten.

Doch bei diesem und vielen anderen Notfallpatienten beobachtete ich immer wieder, daß die Medikamente, die ich in dieser Ruhephase ohne Gefahr verabreichte, die Adern zwar erweiterten, die Arterien wurden so stark stimuliert, daß sofort mehr Luft in die Lunge kam und der Patient spontan eine Erleichterung spürte, aber viele dieser Medikamente hatten offensichtlich keine kausale Wirkung. Das heißt, sie erreichten überhaupt nicht den Ort der Krankheitsursache. Im schlimmsten Fall war ich eine Stunde später wieder bei demselben Patienten. So stellte sich mir die Frage: Was nutzen Medikamente,

die von der Substanz her zwar hervorragend die Heilung unterstützen könnten, aber selbst in hohen Dosierungen überhaupt nicht an den Ort gelangen, an dem sie für eine Heilung wirksam werden müßten?

Mikrozirkulation

Was hindert die Medikamente daran, ihren Wirkort zu erreichen? Ich erklärte mir das folgendermaßen: Bei Asthma bestehen z. B. in der Lunge Ablagerungen, die einfach nicht mehr über die Entsorgungsstraßen des Körpers, über die Venen, abgetragen werden können. Diese Ablagerungen werden auch von den besten Medikamenten nicht mehr aufgeweicht, wenn die Durchblutung in diesem Bereich durch vertrocknete Schleimrückstände in den Bronchien eingeschränkt ist. Denn nur über die Adern können die Wirkstoffe der Medikamente dort hingelangen. Wenn aber die Äderchen verklebt sind, d. h. wenn die Mikrozirkulation des Blutes in dem entzündeten Körperbereich nicht mehr funktioniert, gelingt dies nicht.

Die Mikrozirkulation, die „Durchblutung vor Ort", ist ein der Pharmaindustrie bekannter Faktor, denn die Medikamente müssen über das Blut an den Wirkort transportiert werden. Ein Problem, das vor allem bei der medikamentösen Behandlung alter Menschen von Bedeutung ist. Denn wenn deren Adern zu sehr durch Kalk und Fettablagerungen verschlossen sind, haben die besten Medikamente kaum eine Chance optimal zu wirken.

Es stellten sich also eine Menge Fragen: Was spielt sich eigentlich in der Mikrozirkulation des Körpers ab? Wie kann man die Mikrozirkulation so verbessern, steuern und zum Positiven beeinflussen, daß die Blutversorgung vor Ort wieder in Schwung kommt. Sollte es möglich sein, daß die Nerven hierbei eine entscheidende Rolle spielen, daß man die Adern über das Nervengeflecht kontrollieren und beeinflussen kann? Auf diese Fragen gab es in den schulmedizinischen Büchern keine Antworten.

Erst über Hinweise in der Sekundärliteratur stieß ich u.a. auf Literatur Dr. Alfred Pischingers. Pischinger war praktizierender Mediziner in Wien und hatte die Mikrozirkulation eindeutig beschrieben. Demnach funktioniert die Mikrozirkulation über das sogenannte intramurale Geflecht. Dies ist ein winziges Nervengeflecht in der Wand einer jeglichen motorischen Ader bzw. einer motorischen Arteriole, wie es in der Fachsprache heißt. Dieses Nervengeflecht wird durch den Stammnerv gesteuert, welcher von der Wirbelsäule, also vom Zentralnervensystem (Rückenmark) abgeht. Senden diese Nerven von hier aus ganz normale elektrische Signale, dann bewegt sich auch diese kleine Ader. Einerseits bekommt sie ihre elektrischen Impulse über das kleine intramurale Nervengeflecht in der Aderwand. Anderseits befinden sich in der Aderwand selbst noch winzige Muskelchen. Man spricht in diesem Zusammenhang von einer Arteriole des muskulären Typs. Und diese Muskelchen drücken, angetrieben durch diese elektrischen Impulse über das winzige Nervengeflecht in der Aderwand, das Blut voran. Das Herz füllt zwar die Ader mit Blut. Aber vorangetrieben wird es hier über die Nerven-Elektrizität.

Stolpersteine für die Mikrozirkulation

Dieses blutsteuernde Nervengeflecht, so meine damalige Vermutung, wird wahrscheinlich empfindlich gestört, wenn Gewebeablagerungen, wie Abriebe von der Wirbelsäule oder von den Bandscheiben, das periphere Nervensystem, das vom Rückenmark abgeht, beeinträchtigen. Durch diese Abriebe können Entzündungen in der Umgebung des Nervs, z. B. im stützenden Bindegewebe, verursacht werden. Dadurch wiederum werden die nervenernährenden Äderchen in diesem Bindegewebe, die den Nerv mit Blut, Sauerstoff, Mineralien und Vitaminen versorgen, lahmgelegt. Doch auf welche Weise geschieht das?

Der Motor: Die Kalium-Natrium-Pumpe

Um die Nerven herum entsteht ein saures Milieu, wenn viele dieser kleinen Äderchen verkleben. Dieses saure Milieu führt dazu, daß die „Ionenpumpen", über die der Nerv seine Elektrizität aufbaut, nicht mehr funktionieren. Durch diese Ionenpumpen, vornehmlich durch die Kalium-Natrium-Pumpe des Nervs, wird die Elektrizität von 90mV, die sogenannte Depolarisation, immer wieder aufgebaut. Einfach formuliert: Außerhalb des Nervs befindet sich vornehmlich Natrium, die Natrium-Ionen, innerhalb des Nervs vornehmlich das Kalium. Strömen die Natrium-Ionen in den gesunden Nerv passiv ein, dann wird das Natrium aktiv wieder herausge-

pumpt, so daß der Nerv seine normale elektrische Aktivität entfalten kann.

Vor wenigen Jahren stellten Wissenschaftler vom Max-Planck-Institut für Hirnforschung in Köln fest, daß bei einer Übersäuerung um den Nerv (Azidose) die Ionenpumpen ihre Tätigkeit einstellen. Und zwar genau dann, wenn die Durchblutung um den Nerv von 50 auf unter 10–12ml/100g/min. herabsinkt. Diese Forschungsbefunde stützen meine Annahme, daß der Nerv keine oder nur eingeschränkte elektrischen Impulse abgeben kann, weil weniger Natrium-Ionen vorhanden sind als bei einem normalen gesunden Nerv vorhanden sein sollten.

Die Theorie

Aus diesen Beobachtungen heraus entwickelte ich die Theorie, daß das außerhalb der Zelle liegende Natrium im sauren Milieu wahrscheinlich gebunden wird und so dem Nerv fehlt. Natrium ist einwertig, also besonders sensibel zur chemischen Bindung. Das Natrium kann nicht mehr einströmen und deshalb kaum noch Elektrizität erzeugen. Der Nerv geht gewissermaßen eine Schonhaltung ein. Und genau in dieser Schonhaltung liegt meiner Ansicht nach die Ursache für die fatalen Folgen und Auswirkungen auf die nachgeordneten Organe, die elektrisch von diesem Stammnerv versorgt werden. Ob Gelenke, Muskeln oder das nervenumschließende Bindegewebe: Bekommen die Äderchen nicht die notwendigen elektrischen Impulse, dann können sie nicht mehr aktiv sein. Die Folge: Sie durchbluten z. B. Gelenke oder Muskeln maximal nur noch zu einem Drittel. Und diese Mangeldurchblutung ist eine Ursache für die enormen Schmerzen der Patienten.

Der Muskelkater-Effekt

Diese Zusammenhänge kennt eigentlich jeder Sportler vom Muskelkater: Wird der Muskel nicht ausreichend durchblutet, dann kann er auch nicht die durch Bewegung enstandene Anhäufung von Muskelproteinen, von bestimmten Stoffwechselprodukten, insbesondere nicht die Milchsäure abbauen. Die jedem bekannte Konsequenz sind die typischen Schmerzen eines Muskelkaters. Ruht man sich ein bis zwei Tage aus, dann schafft es der Körper ganz von allein, diese Milchsäure zu entsorgen, weil bei einem gesunden Menschen entsprechende Entsorgungskanäle

diese Aufgabe übernehmen. Diese Kanäle sind die Venen, die von Arteriolen kontrolliert werden. Das heißt also, der Nerv kontrolliert die Arterie vom muskulären Typ, und diese wiederum kontrolliert die Vene, die ihrerseits kein Nervengeflecht in der Aderwand besitzt. Die Vene ist nur ein passiver Entsorgungsschlauch. Der gesamte „Körper-Müll" gelangt über die Vene ins Blut, wird dann über die Niere geklärt und über den Urin ausgeschieden.

Die Idee: Natrium macht Nerven mobil

Von diesem Modell ausgehend, entwickelte ich erste Ansätze zu meiner Therapie: Wenn man dem Nerv in einem entzündeten Bereich, der für die dortige Blutzirkulation verantwortlich ist, die fehlenden Natrium-Ionen zuführt, dann müßte dieser Nerv seine Tätigkeit doch wieder aufnehmen. Mit der gewünschten Folge, daß er die Mikrozirkulation wieder öffnet, d.h., daß in diesem Bereich wieder Blut fließen kann. Dadurch müßte eine körpereigene Heilung einsetzen. Denn mit dem Blut würden auch wieder Mineralien, Vitamine und vor allem Sauerstoff zugeführt. Die Zellen könnten sich teilen, weil sie den notwendigen Sauerstoff für ihre Zellteilung bekämen. Durch diesen Prozeß müßten sie sich gegen die Entzündung wehren können, da sie ja wieder in der Lage wären, die Abfallprodukte abzubauen, die dann wiederum, wie bei einem gesunden Menschen, über die Venen abgeführt werden könnten. Auf diesem Wege müßte ein körpereigener Heilungsprozeß zustande kommen

So plausibel mir diese Theorie erschien, so sollte es noch einige Zeit dauern bis ich sie in die Tat umsetzte. Zunächst widmete ich mich dem Studium der vor fünfzehn Jahren noch als „alternativ" geltenden Schmerzbehandlungsmethoden wie der Akupunktur und der Neuraltherapie. Bereits während meines Studiums hatte ich mich mit Akupunktur beschäftigt. Später vervollständigte ich mein Wissen bei Professor Johannes Bischko in Wien, einem der bekanntesten europäischen Akupunktur-Lehrmeister. Dieses Interesse war zum damaligen Zeitpunkt noch recht ungewöhnlich, da Akupunktur und Neuraltherapie weder als Bestandteil der klassischen Medizin anerkannt noch abgerechnet wurden. Akupunkturkenntnisse wurden zu diesem Zeitpunkt vor allem in speziellen Seminaren und Kursen angeboten. Die dort erworbenen Diplome eröffneten erst viel später die Möglichkeit, Patienten mit diesen Methoden grundsätzlich behandeln zu dürfen.

Akupunktur und Neuraltherapie

Akupunktur: Die sanfte Behandlung

Die meisten Mediziner, die damals die Akupunktur anwendeten, waren begeistert von den sofortigen Erfolgen, die sich auch bei Schmerzbehandlungen erzielen ließen. Im Gegensatz zu Medikamenten oder operativen Eingriffen schien die Akupunktur die Möglichkeit anzubieten, selbst starke chronische Schmerzen endlich mit sanften Mitteln behandeln zu können. Allein durch das Setzen von hauchdünnen Nadeln in bestimmte Punkte und Punktkombination auf den vierzehn Körpermeridianen, konnte man das Schmerzgeschehen endlich mit sanften Mitteln positiv beeinflussen. Wichtig dabei ist, die Einstichpunkte richtig zu kombinieren. Die chinesische Akupunktur-Wissenschaftslehre sagt, daß auf diese Weise über die Meridiane Energien ausgeglichen werden, also überschüssige Energien abgebaut und im Körper anders verteilt werden. Aus der modernen Forschung weiß man heute, daß mit der Akupunktur tatsächlich Schmerzlinderung erreicht wird, weil der Körper auf diese Einstichreize hin Endorphine und Enkephaline ausschüttet. Das sind bestimmte Gewebshormone bzw. körpereigene Morphinsubstanzen, die das Schmerzzentrum im menschlichen Zwischenhirn vorübergehend blockieren, oder, wissenschaftlich ausgedrückt, die Schmerzrezeptoren besetzen. Auf diese Weise empfindet der Mensch weniger Schmerz.

Eine Alternative: Die Neuraltherapie
Etwa zur gleichen Zeit wurde in Deutschland die Neuraltherapie bekannt. Eine Alternative zur Akupunktur, die damals nur von wenigen Ärzten gelehrt und zur Schmerzlinderung eingesetzt wurde. Ich lernte diese Behandlungsmöglichkeit über Dr. Reinhard Seidel kennen, dem Gründer der Akademie für Neuraltherapie in Speyer. Dr. Seidel war einer der wenigen Ärzte in Deutschland, die über das theoretische Wissen hinaus sehr viel Erfahrung in der Anwendung der Neuraltherapie

besaßen. Später, als die Nachfrage nach dieser Schmerzbehandlung immer größer wurde, wurden diese Diplome anerkannt und legitimierten die Ärzte, die Kosten für die Neuraltherapie mit den Krankenkassen abzurechnen. Bis dahin wurde die Neuraltherapie – gleichsam in ihrer Entwicklungsphase – von vielen Ärzten illegitim über bekannte orthopädische Medikamentenleistungen abgerechnet.

Die Neuraltherapie geht im Prinzip davon aus, daß es zwei Bereiche im Nervensystem gibt: Den Sympathikus und den Parasympathikus, zwei Gegenspieler. Im Tag-Nacht-Rhythmus wird der Mensch in seinem gesamten „elektrischen Verhalten" am Tag überwiegend vom Sympathikus gesteuert. Nachts steht der Parasympathikus bei der Steuerung der Nervenfunktionen im Vordergrund. Wird dieses Gleichgewicht zwischen dem „Streßnerv", dem Sympathikus, und dem „Ruhenerv", dem Parasympathikus, gestört, dann kann der Sympathikus mit einem Heilanästhetikum wie zum Beispiel Procain „beruhigt" werden. Während dieser „Anästhesie" überwiegt die Funktion des Parasympathikus und führt zur Schmerzfreiheit. Huneke arbeitete ausschließlich mit Procain. Bei Verabreichung dieses Medikaments traten allerdings häufig Allergien auf. Um dieses Risiko zu meiden, verwenden viele Ärzte deshalb heute sogenannte Amidabkömmlinge wie z. B. Novocain® oder Mepivacain®.

Bis ein Arzt diese Therapie beherrscht, muß er sehr viele Patienten behandelt haben. Nur so kann er die notwendigen Erfahrungen sammeln. Hinzu kommt, daß die Spritztechnik genau erlernt werden muß, d. h. der Arzt muß die Nerven richtig treffen, sonst hat diese Therapie keine Wirkung. Während inzwischen fast jeder Arzt die sogenannte „kleine Neuraltherapie" durchführt, ist die „große Neuraltherapie" bis heute nicht ganz risikolos geblieben. Denn diese Spritzen werden nicht nur in den Rücken, sondern z. B. auch in die Nervengeflechte, sogenannte Ganglien, am Kopf und am Hals gesetzt. Werden diese Ganglien falsch angestochen, können lebensgefährliche Verletzungen oder Hirnlähmungen die Folge sein.

Zum erstenmal beobachtete ich eine Behandlung, die von befreundeten Fachärzten gegen Ende meines Medizinstudiums durchgeführt wurde. In einem Fall konnte sich ein etwa vierzig Jahre alter Monteur vor Rücken-schmerzen kaum noch bewegen. Mein Kollege spritzte ihm die damals übliche Dosis von 1,0prozentiger Procainlösung. Die Schmerzen ließen erstaunlich schnell nach. Doch der Mann war durch die Spritzen wie gelähmt und mußte recht lange liegenbleiben. Der behandelnde Arzt erklärte mir, daß er in diesem schweren Fall ein bestimmtes Schild aufgebaut habe, d. h. er hatte die 1,0prozentige Lösung an bestimmte Nerven um das Schmerzzentrum herum gespritzt, von denen er annahm, daß sie für das Schmerzgeschehen verantwortlich seien. Das zeigte mir, daß auch bei der Neuraltherapie bereits selektiv gedacht wurde. Die Segmenttherapie ist in der Medizin ja nicht unbekannt. Im Zusammenhang mit den sogenannten Head-Zonen weiß man z. B. an Hand bestimmter schmerzhafter Hautareale (Dermatome), welche Nerven für sie verantwortlich sind. Wenn man von schmerzhaften Hautarealen auf bestimmte Nerven schließen konnte, warum sollte es dann nicht möglich sein, jene Nerven zu identifizieren, die für andere, tiefliegendere entzündliche Erkrankungen verantwortlich zeichnen? Ohne die Neuraltherapie hätte ich diese Überlegungen wahrscheinlich niemals angestellt.

Bei einem anderen Arzt erlebte ich die Schmerz-Behandlung eines jungen Schlossers. Sein Beruf in der metallverarbeitenden Industrie zwang ihn, sich ständig zu bücken, um in eine Maschine Gelenkwellen einzupassen. Bei ihm erschien mir die Behandlung wie ein Wunder. Ohne große Schmerzmittel, alleine durch eine 0,5prozentige Procaininjektion, war er sofort von seinen starken Rückenschmerzen befreit. Im Gegensatz zu dem Monteur entstanden bei ihm keine Beeinträchtigungen der Vitalfunktionen. Dieser Mann stand auf, fühlte sich wohl und verließ das Behandlungszimmer als wäre nichts gewesen. An diese zwei Fälle erinnere ich mich bis heute, denn sie zeigten mir, daß ich mich mit meinen Überlegungen wohl auf dem richtigen Weg befand: Mit den Nerven schien man eine ganze Menge steuern zu können.

Kurz nach dem Studium hatte ich erstmals die Möglichkeit die Neuraltherapie in der Schmerztherapie anzuwenden. Beim Betreten der Ambulanz brach ein Patient vor Schmerzen zusammen. Er konnte nicht mehr aufstehen und sich nicht mehr bewegen. Anstatt ihm ein starkes Schmerzmittel zu spritzen, wendete ich die Neuraltherapie an. Ich spritzte diesem Patienten eine 1,0prozentige Procainlösung an einen bestimmten Rückennerv. Die Wirkung trat sofort ein. Keine zehn Minuten später konnte dieser Patient wieder aufstehen und sich ohne Probleme bewegen. Für mich als junger Arzt war das ein unglaubliches Erfolgserlebnis. Denn diese Behandlung bestätigte meine Vorstellung, daß man mit einer Spritze über den Nerv eine sofortige Symptomlinderung erzielen kann. In den folgenden Monaten wendete ich die Neuraltherapie in solch schweren Fällen immer wieder an. Mit großem Erfolg. Zum damaligen Zeitpunkt überblickte ich noch nicht, wie lange die Wirkung dieser Therapie anhielt. Denn in den meisten Fällen sah ich die Patienten nicht mehr wieder, da sie zu ihrem Hausarzt oder Orthopäden überwiesen wurden. Mir erschien es auf jeden Fall phänomenal, daß man ohne die herkömmlichen starken Betäubungsmittel, allein über die Nerven diese Sofortwirkung erzielen konnte.

Weitere Erfahrungen mit dieser sogenannten kleinen Neuraltherapie konnte ich in den nächsten Jahren bei meinen Notdiensteinsätzen machen. Offiziell war es damals noch nicht üblich, diese Therapie anzuwenden.

Aber viele Schmerzpatienten, die auf die üblichen Medikamente schwer allergisch reagierten und bereits von der Neuraltherapie gelesen oder gehört hatten, fragten häufig, ob ich dieses Verfahren beherrsche. Ihnen wurde dann auf persönlichen Wunsch Procain in die Nervengeflechte gespritzt.

Neuraltherapie:
Keine langfristige Wirkung

Mit der Neuraltherapie ließen sich zwar sehr gute Soforteffekte erzielen. Hunderte von Notarzteinsätzen zeigten mir mit der Zeit aber auch, daß alle Behandlungserfolge mit der Neuraltherapie ebenso wie mit der Akupunktur relativ kurzfristig waren. So blieben zum Beispiel Migräneanfälle für zwei Monate aus. Anschließend stellte sich aber wieder das volle Leidensbild ein. Eine unbefriedigende Situation für alle, die sich weitaus mehr von dieser Therapie versprochen hatten. Wir hatten zunächst sogar gehofft, daß über den Soforteffekt hinaus auch eine kausale Heilung durch die Neuraltherapie möglich sein könnte. Diese Erfahrung weckte in mir wieder den Wunsch, eine lange, wenn möglich sogar eine körpereigene Heilung in dieses Schmerzgeschehen hineinzubringen. Von dieser Idee, so kann ich heute rückblickend sagen, war ich damals wie besessen. Ich wollte eine ausgeglichene Heilung über den Körper erzielen, so daß er seine eigenen Reserven mobilisiert, die Heilung herbeiführt und diese möglichst über Jahre bestehen bleibt. Das war mein Wunsch, und dieser Wunsch war – wie Akupunktur und Neuraltherapie zeigten – nicht einfach zu realisieren.

Eine alte Idee: Mikrozirkulation

Die Erfahrungen mit der Neuraltherapie führten dazu, daß ich meine Überlegungen zur Mikrozirkulation und ihres Motors, den Nervenpumpen, fortführte. Konnte man dieses Modell nicht so umsetzen, daß es besser und vor allem langfristiger als Akupunktur und Neuraltherapie wirkte? Weder nationale noch internationale Standardwerke zur Physiologie oder Pathologie gaben eine ausreichende Antwort auf die Frage, welche Rolle die Mikrozirkulation für die Schmerzentwicklung und das Schmerzgeschehen spielt.

Während meiner Zeit in der Pathologie hatte ich häufig mikroskopische Untersuchungen durchgeführt, um zu studieren, in welchem Zustand sich das um einen Bandscheibenvorfall befindliche Gewebe befindet. Es bestätigte sich, daß die gesamten Äderchen in diesem Gewebe durch den Bandscheibenvorfall nicht mehr funktionstüchtig waren. Wie aber sollte das Gewebe heilen, wenn dort kein Blut fließen konnte? Leider gab es im einfachen praktischen Laborversuch keine Möglichkeit, meine Hypothese zu überprüfen, ob sich die Aktivierung von Nerven positiv auf die Mikrozirkulation auswirken kann. Denn auf dem Labortisch gab es keine lebenden Nerven, die ich mit beliebigen Substanzen hätte stimulieren können, um zu untersuchen, welche Wirkung der aktivierte Nerv auf das intramurale Geflecht in den Adern ausübt.

Von der Neural- zur Kochsalztherapie

Um die Schmerztherapie anwenden und weiterentwickeln zu können, verzichtete ich Anfang der achtziger Jahre auf Einladungen deutscher Universitätskliniken, entsprechende Projekte und Abteilungen zu leiten. Ich

eröffnete meine eigene Praxis. In der ersten Zeit behandelte ich meine Patienten ausschließlich mit Akupunktur oder mit der Neuraltherapie. Damals wie heute sind es ca. 60 Prozent Frauen und 40 Prozent Männer, die in meiner Praxis Hilfe suchen. Auf der einen Seite denke ich, daß Frauen bewußter mit den Alarmsymptomen ihres Körpers umgehen und gezielter einen Arzt aufsuchen. Zum anderen liegt es auch daran, daß durch eine Schwangerschaft häufig Schmerzprobleme auftreten, unter denen Frauen oftmals über Jahre und Jahrzehnte leiden.

Eines Tages suchte mich eine 42 Jahre alte Frau auf. Sie hatte gerade ihr drittes Kind zur Welt gebracht. Jetzt litt sie unter Ischiasschmerzen. Die zogen über das ganze rechte Bein bis in die Ferse hinunter. Es war möglich, daß das Kind während der Geburt auf dem Ischias gelegen hatte. Es passiert häufig, daß im Moment der Geburt derartige Schmerzen auftreten. Wahrscheinlich wird der Unterleibsdruck auf das Rückgrat übertragen. Doch die Krankengeschichte dieser Frau zeigte, daß nicht die Geburt allein für ihre Beschwerden verantwortlich gemacht werden konnte. Schon vorher hatte ihr der

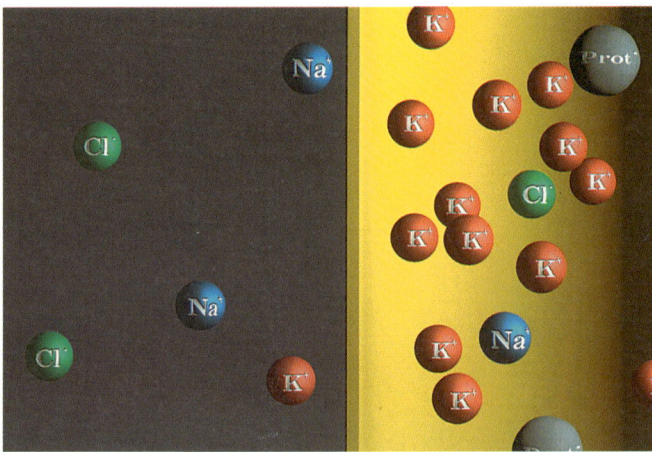

Die elektrische Aktivität eines beeinträchtigten Nerven ist aufgrund des Natriummangels außerhalb des Nerven nur schwach. (blau: außerhalb der Zellmembran, gelb: Zellinnenraum)

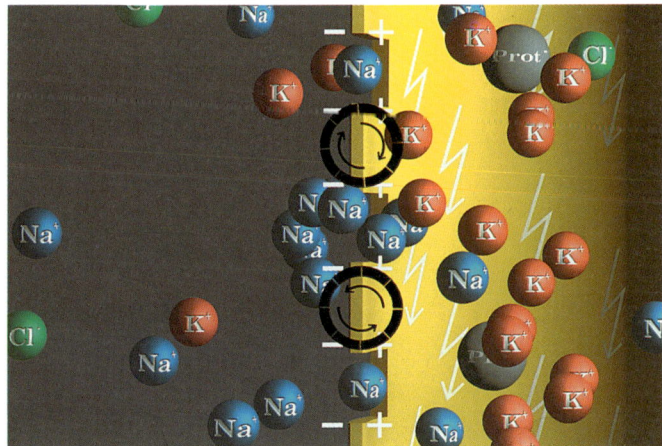

Durch die Zufuhr von Natrium in Form einer Kochsalzinjektion wird die normale elektrische Funktion des Nervs wiederhergestellt. (blau: außerhalb der Zellmembran, gelb: Zellinnenraum)

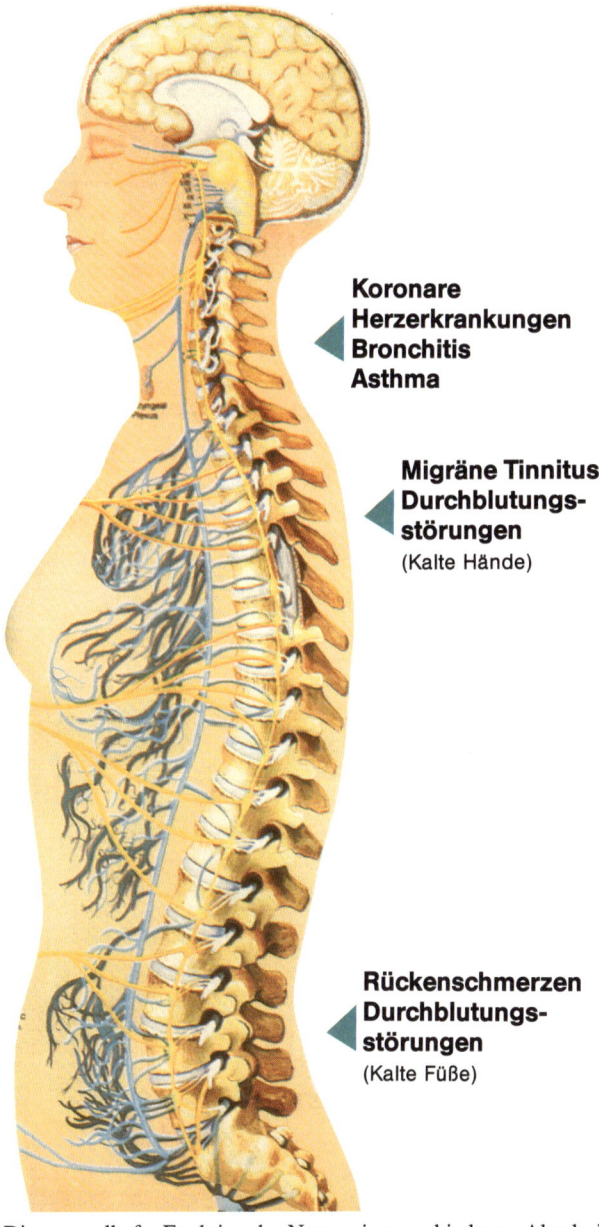

Koronare Herzerkrankungen Bronchitis Asthma

Migräne Tinnitus Durchblutungs- störungen (Kalte Hände)

Rückenschmerzen Durchblutungs- störungen (Kalte Füße)

Die mangelhafte Funktion der Nerven in verschiedenen Abschnitten der Wirbelsäule kann Ursache für ganz bestimmte Krankheitssymptome sein.

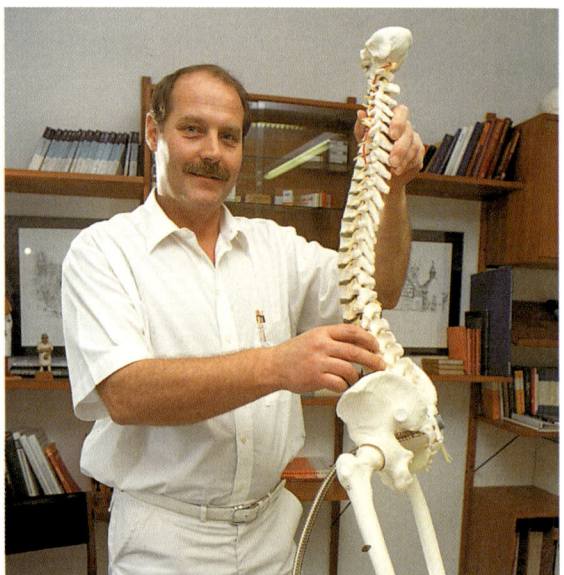

Dr. med. Volker Desnizza

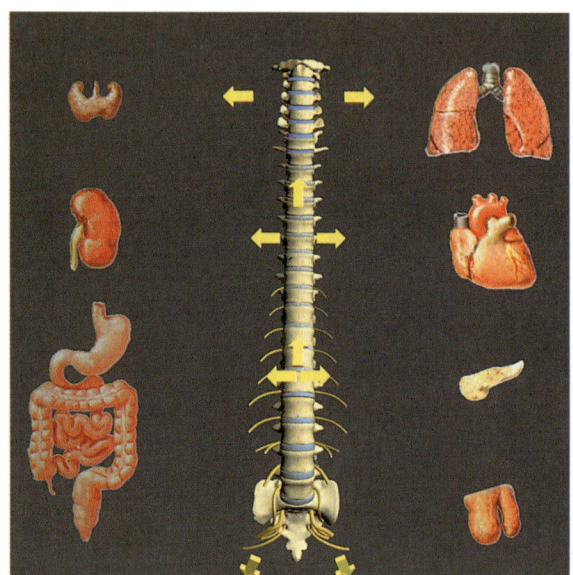

Durch den Ausgleich der Nervenelektrizität mit Hilfe von Kochsalz-injektionen an die entsprechenden Stellen der Wirbelsäule sind auch Entzündungen von inneren Organen heilbar.

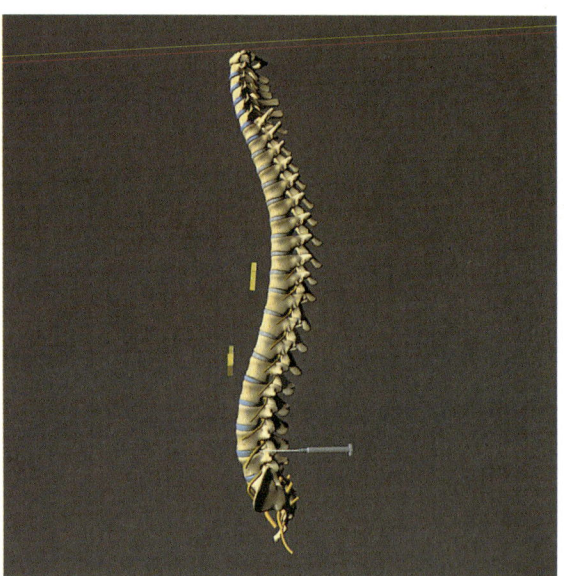

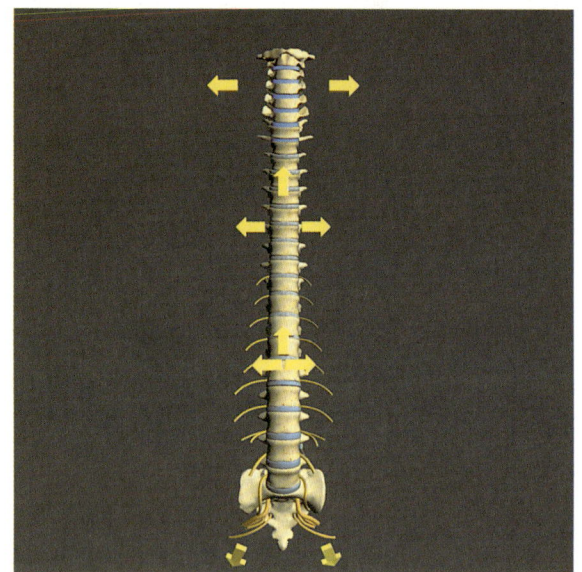

Die durch die Kochsalztherapie normalisierte Elektrizität der Nerven wird entlang der gesamten Wirbelsäule und in die entsprechenden Organe weitergeleitet (siehe gelbe Pfeile).

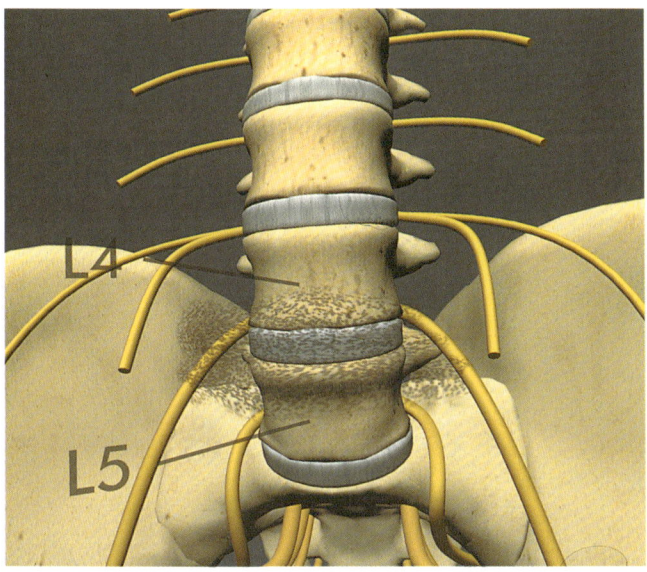

Die beiden am stärksten belasteten Lendenwirbel sind der vierte (L4) und der fünfte (L5).

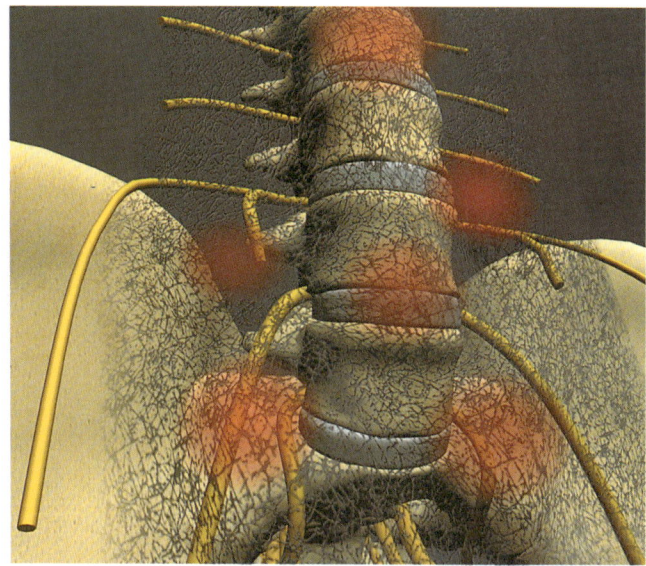

Rheumatisch bedingte Mehrfachentzündungen im Bindegewebe an den Nerven (hier im Lendenwirbelbereich).

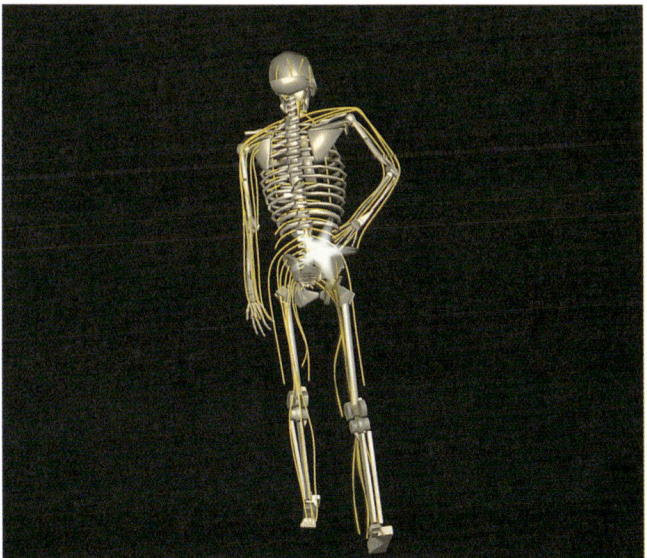

Auch die Volkskrankheit "Ischias" ist über Kochsalzinjektionen an die Wirbelsäule heilbar.

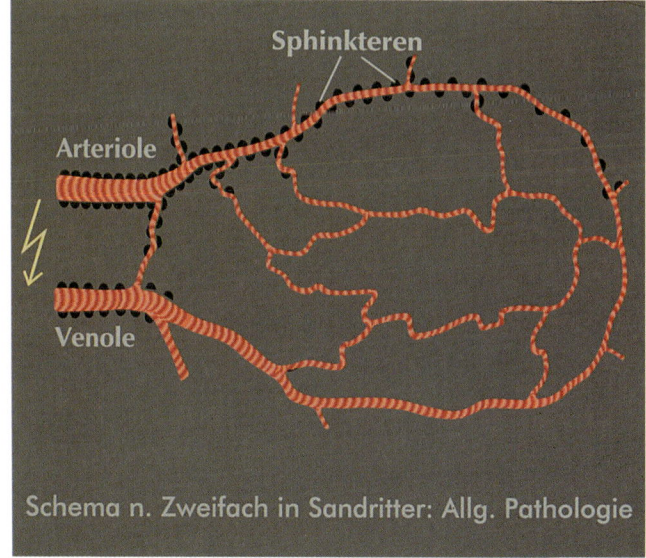

Die normale elektrische Aktivität der Nerven gewährleistet eine störungsfreie Blutzirkulation auch in den kleinsten Kapillaren des Blutgefäßsystems.

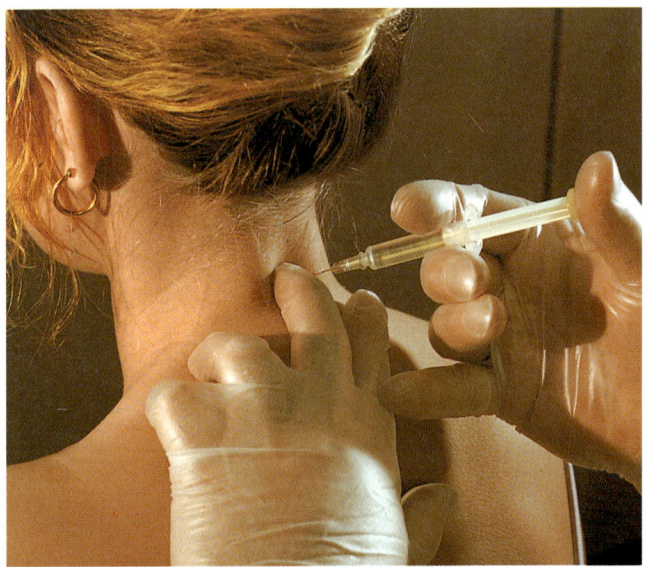
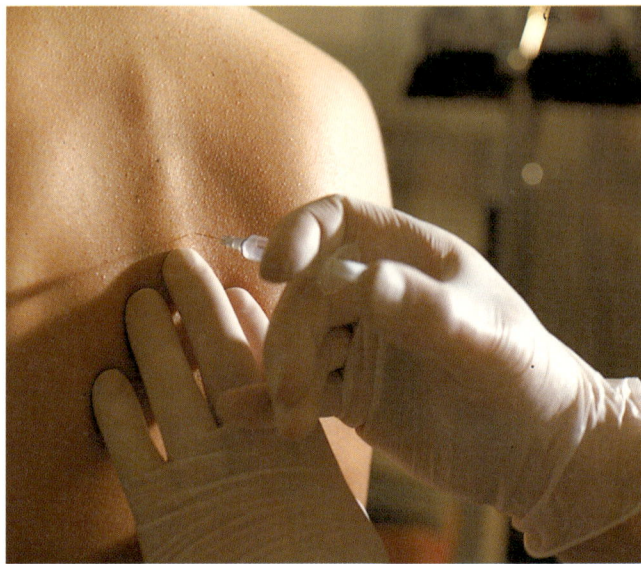

Die Neurotopische Therapie wird an der Halswirbelsäule z.B. gegen Migräne, Asthma und Angina pectoris und an der Brust- bzw. Lendenwirbelsäule z. B. gegen Diabetes, Ischias-Beschwerden und Gelenkentzündungen (Rheuma) eingesetzt.

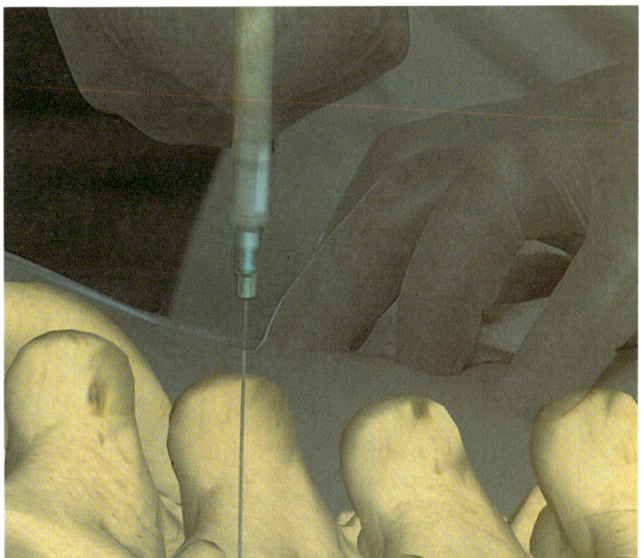
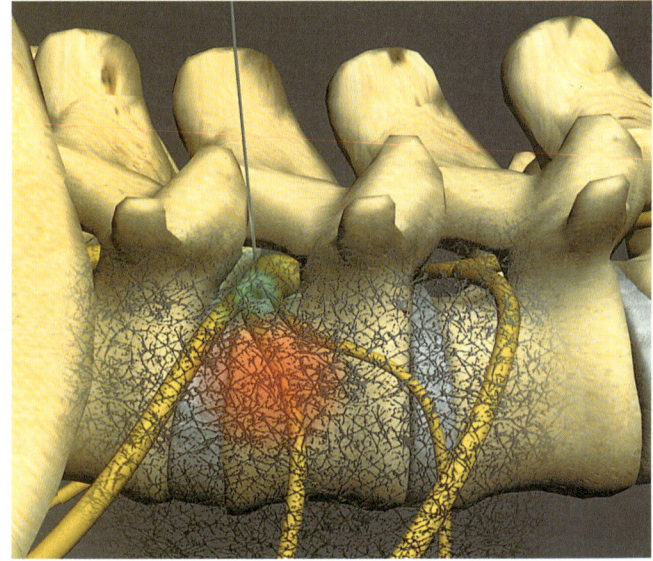

Bei der Neurotopischen Therapie wird das Kochsalz (Natrium-Chlorid) unmittelbar an den betroffenen Nerv an der Wirbelsäule (hier im Lendenwirbelbereich) injiziert.

Hausarzt immer wieder Ambene®- oder Cortisonspritzen gegeben, um diese Schmerzen zu lindern. Nach diesen Behandlungen wären die Beschwerden zwar verschwunden, aber regelmäßig, nahezu alle Vierteljahre, seien sie dann wiedergekommen. Nur seien die Beschwerden nie so schlimm gewesen wie nach der Geburt des letzten Kindes. Ich erklärte der Frau, daß meiner Diagnose nach nicht nur der Ischias, sondern auch das Nervengeflecht unter dem Steißbein an dem Schmerzgeschehen beteiligt sein könnte. Dies ist gerade bei Frauen sehr häufig der Fall. Diese Symptomatik gilt in der Schulmedizin als therapieresistent, d. h. jede Behandlung ist von vornherein zum Scheitern verurteilt. Die behandelnden Ärzte spritzen in diesem Fall Cortison unter das Steißbein oder in die Iliosakralgelenke der beiden Beckenschaufeln. Das wirkt zunächst beruhigend und schmerzhemmend, doch die Beschwerden tauchen nach zwei bis drei Wochen wieder auf und werden im Laufe der Zeit chronisch.

Bei dieser Frau entschloß ich mich, sie nicht nur mit der Neuraltherapie, sondern auch mit einer Kochsalzlösung zu behandeln. Ich erklärte ihr ausführlich alle meine Über-

legungen, und sie stimmte dieser Zusatzbehandlung zu. Zunächst spritzte ich der Frau eine Procainlösung an die Stellen, die ihr extrem wehtaten. Dabei beging ich aus Sicht der Schulmedizin einen Kunstfehler: Ich spritzte die Procainlösung direkt in das druckempfindliche, also wahrscheinlich entzündete Gebiet in ihrem Rücken. Normalerweise besteht die Gefahr, daß ein Lokalanästhetikum auf diesem Weg schneller aufgelöst wird, daher schneller ins Blut übergeht und dadurch extrem giftig wirken kann. Deswegen hatte ich diese Procainlösung auf 0,5 Prozent verdünnt. Danach erst spritzte ich die Kochsalzlösung. Bei diesen ersten Versuchen spritzte ich die Lösung nicht direkt an die Nerven. Ich wußte noch nicht, wo genau und an welchen Nerven die Natrium-Ionen am besten positioniert werden müßten. So setzte ich die Kochsalzlösung weiträumig um die betroffenen Nerven herum ein.

Damals empfand ich es fast als merkwürdig, daß diese Frau bereits nach der dritten Behandlung fast schmerzfrei war. Sie konnte sich wieder ganz normal bewegen und laufen, so, als hätte sie diese Beschwerden nie gehabt. Ich war diesem raschen Erfolg gegen-über sehr mißtrauisch. Zudem mußte ich erst einmal abwarten, ob es nicht nur die Betäubung durch die Neuraltherapie war, die den Körper vielleicht kurzfristig entspannt hatte, letztlich aber nicht von Dauer sein mochte. Aber Wochen und Monate später schien sich der Erfolg dieser Kombination von Neural- und Kochsalztherapie zu bestätigen. Noch fünf Jahre nach dieser Behandlung lebte die Frau ohne die geringsten Beschwerden. Offensichtlich hatte die Kombination von Procain und Kochsalz die akuten chronischen Schmerzen in diesem Fall langfristig positiv beinflussen können.

Kochsalz- statt Neuraltherapie

Der Mann, der mir gegenübersaß, war Mitte Fünfzig. Ein Landarbeiter, der sein Leben lang schwer geschuftet hatte. Die Röntgenbilder zeigten ganz deutlich, welchen Tribut seine lebenslange Bückerei und sein Bewegungsstreß von ihm gefordert hatten. Um ihn nicht noch mehr zu belasten, wollte ich ihn mit einer niedrigprozentigen Procainlösung behandeln.

Mit einer 1- oder 2prozentigen Dosierung wurde der Streßnerv betäubt. Diese Menge war häufig aber gar nicht nötig, um die Beschwerden auszuschalten. Dazu reichte eine 0,5prozentige Lösung in den meisten Fällen vollkommen aus. Ein Vorteil dieser geringen Medikamentendosis lag auch darin, daß sie im Gegensatz zu stärkeren Dosierungen an mehrere Nerven gespritzt werden konnte, ohne daß sich der geringste Vergiftungseffekt bemerkbar machte. Nebenwirkungen waren demnach so gut wie ausgeschlossen.

Doch bei diesem Mann half die Neuraltherapie überhaupt nicht, der Patient spürte nicht die geringste Erleichterung. Das hatte sich mein Patient anders vorgestellt. Heftige Auseinandersetzungen waren die Folge. Wie aber sollte ich ihm noch helfen können? Da in diesem Fall noch geringere Procainlösungen nicht in Frage kamen, fragte ich ihn, ob er damit einverstanden wäre, wenn ich ihn nur mit Kochsalz behandeln würde. Er stimmte zu. Ich spritzte ihm die Kochsalzlösung möglichst genau an die Nerven, von denen ich annahm, daß sie an dem Entzündungsgeschehen am Rücken beteiligt waren. Dabei kam mir meine Assistenzarztzeit in der Pathologie sehr zugute.

Von Anfang an entschied ich mich, nicht an die Nervenwurzeln zu gehen, denn die sind relativ unempfindlich. Das hätte dieselbe geringe Wirkung gehabt wie die inzwischen üblichen Spülungen, die meist von Anästhesisten durchgeführt werden: Mit einem Epiduralkatheter werden die Nervenwurzeln an der Wirbelsäule drei Tage lang umspült. Dadurch wird zwar ein gewisser Reizeffekt erzielt, aber nach zwei Wochen sind dieselben Beschwerden wieder vorhanden. Also ging ich an ganz bestimmte größere Nervenstämme, die sogenannten peripheren Nerven, die von diesen Nervenstämmen in alle Richtungen, in Muskeln, Gelenke usw. abzweigen.

Ich spritzte ihm die Kochsalzlösung vor allem an den Nerv, der direkt in sein Gelenk führte. So hoffte ich, endlich seine Hüftgelenksbeschwerden am rechten Hüftgelenk, seine Schmerzen und Verspannungen in Leiste, Beckenkamm und rechter Gesäßmuskulatur in den Griff zu bekommen.

Nach der sechsten Kochsalzbehandlung waren sowohl Ischiasschmerzen als auch der akute Leisten- und Hüftschmerz verschwunden. Wir freuten uns natürlich über den Therapieerfolg in diesem scheinbar aussichtslosen Fall, doch sicherheitshalber wollte mein

Patient noch zwei bis drei Kochsalzbehandlungen über sich ergehen lassen.

Rückschläge oder körpereigene Heilung?
Doch dann kam der scheinbar große Rückschlag, der alle meine Überlegungen und Gedanken zu einer körpereigenen Schmerzheilung zunichte zu machen schien. Nach der achten Behandlung rief mein Patient an und sagte, es sei alles wieder wie zuvor. Ischias und Hüfte schmerzten wie immer. Trotzdem entschieden wir uns, die Behandlung fortzuführen. In den folgenden Wochen machte ich eine interessante Beobachtung: In Intervallen ging es dem Patienten mal besser, dann wieder schlechter. Doch die gesundheitliche Entwicklung tendierte insgesamt zum Positiven, seine Schmerzen nahmen von Intervall zu Intervall ab. Erst nach dieser Beobachtung kam ich auf den Gedanken, daß die z.T. schmerzhafte Entwicklung Ausdruck des körpereigenen Heilungsprozesses sein könnte. Insgesamt habe ich den Patienten 15mal behandelt. Ich fand seine Geduld bewundernswert. Doch sein schönster Lohn, wie er mir drei Jahre später mitteilte, sei, daß er ohne Beschwerden leben könnte.

Erste Gruppenstudien

Diese ersten Erfahrungen mit der Kochsalzbehandlung veranlaßten mich, genauer zu untersuchen, was zu diesen ersten Erfolgen geführt hatte. War es die Kombination von niedriger Procainlösung und Kochsalzinjektionen? War es das Kochsalz alleine? Oder war es überhaupt nur der Druck der Injektionsflüssigkeiten, welche die Schmerzfreiheit initiierten? Konnte es nicht sein, daß sich derselbe Effekt auch mit einem medizinischen Wasser, also einem normal-sterilen oder doppelt-sterilen Wasser erzielen ließ? Für diese Überlegung sprach, daß es vielleicht allein der Druck an den Nerven sein könnte, der über die spontane Erleichterung durch eine Tast-Diagnose hinaus auch langfristige Heilung initiiert, indem er die Natriumzufuhr des Nervs beeinflußt und ihn so stimuliert, die Mikrozirkulation wieder zu öffnen. Das aber wiederum hätte bedeutet, daß Injektionen mit unserer Kochsalzlösung die gleiche Wirkung haben müßten. Um diese Fragen beantworten zu können, stellte ich nach Absprache mit meinen Patienten drei verschiedenen Gruppen, bestehend aus je 10 Patienten, zusammen. Die erste Gruppe behandelte ich mit 0,5prozentigen Procainlösun-gen, die zweite Gruppe nur mit Kochsalzinjektionen und die dritte Gruppe mit doppelt-sterilem Wasser ohne Natrium-Ionen. Damals wußte ich noch nicht genau, wieviel Behandlungen optimal sind, um die gewünschten Effekte erzielen zu können. Deshalb behandelte ich jeden Patienten aus den verschiedenen Gruppen 15mal.

- Die Behandlung mit medizinischem Wasser war ergebnislos. Zwar behaupteten einige Patienten, daß es ihnen nach den Wasserinjektionen ein wenig besser ginge. Doch es war offensichtlich, daß diese Besserung ausschließlich auf einem Placebo-Effekt beruhte, d.h., die vermeintliche Wirkung rührte nicht von den Injektionen her, sondern war allein das Resultat meiner Aufmerksamkeit und Zuwendung diesen Patienten gegenüber. Außerdem traten die Beschwerden und Schmerzen nach der zweiten und dritten Behandlung wieder in vollem Umfang auf.

- Die Testergebnisse der zweiten Patienten-Gruppe, die ich mit Procainlösungen behandelte, fielen anders aus. Um den Effekt gegenüber der Kochsalztherapie besser abgrenzen zu können, verdünnte ich die Procainlösung von 0,5 Prozent auf 0,25 Prozent bis hin zu 0,15 Prozent. Ich war der Meinung, daß nur die größtmögliche Verdünnung dieses Betäubungsmittels die vitalen Funktionen des Körpers unterstützt, also dem Körper jenen Erholungsspielraum verschafft, der über die Betäubungswirkung hinaus gegebenenfalls eine Heilung in Gang setzen kann. Tatsächlich erzielte ich bei der Hälfte der Procain-Patientengruppe recht gute Resultate. Aber leider keine längerfristigen Erfolge.

• Bei der Kochsalz-Gruppe verspürten die Patienten schon nach wenigen Therapiesitzungen ein stürmisches Auf und Ab des Schmerzgeschehens, das fast immer die ersten Injektionsserien begleitete. Alle Patienten bekamen z.T. kurzfristig noch stärkere Schmerzen als sie ohnehin schon hatten. Und so paradox es damals schien: Es traten sogar Schmerzen an ganz anderen Körperpartien, sogar Schmerzen an Erkrankungsherden auf, die seit Jahren als geheilt galten.

Kochsalz: Indikator für Entzündungen

Einer dieser Patienten war Werner Manstein, ein zweiundfünfzig Jahre alter Mann, der sein Leben lang sehr hart in der metallverarbeitenden Industrie gearbeitet hatte. Seine Aufgabe bestand darin, Bleche zu verzinken. Tagein, tagaus mußte er diese schweren Bleche schleppen. Werner Manstein befürchtete, diese Arbeit wegen seiner starken Schulterschmerzen zu verlieren. Sein Hausarzt konnte ihm nicht mehr weiterhelfen. Die Schmerzmittel, die ihm über Jahre verschrieben worden waren, machten ihn nur noch müde und kraftlos.

Fünf Jahre lang hatten ihn die Schmerzen in der linken Schulter geplagt. Zuerst vermutete ich, daß es sich um eine akute rheumatische Schulter handeln könnte. Denn häufig ist die akute Schulter das erste Symptom für eine Rheuma-Erkrankung. Die Schmerzen schränkten den Bewegungsspielraum von Werner Manstein stark ein. Er konnte nicht mehr auf der Schulter liegen und fühlte eine Taubheit, die bis in den Arm hineinzog. Meine Untersuchungen ergaben, daß dieser Mann an der Halswirbelsäule selber und auch an jenen Nerven, die sich in die linke Schulter erstreckten, Entzündungen hatte. Ich behandelte ihn mit Kochsalzinjektionen. Nach den ersten drei Sitzungen verstärkten sich seine Schulterschmerzen. Daraufhin wollte er die Behandlung abbrechen. Ich sagte ihm, daß ich genau dieselben Beobachtungen inzwischen bei mehreren Patienten gemacht hätte. Unser Gespräch gab ihm neue Hoffnung, und er ließ sich weiterbehandeln. Nach den ersten zehn Behandlungen beruhigte sich das Schmerzgeschehen, bis seine Schulterschmerzen schließlich völlig verschwanden.

Doch Monate später rief mich Werner Manstein an: Er habe plötzlich unerträgliche Schmerzen im Lendenwirbelsäulenbereich, wo denn die herrühren könnten. Meiner Theorie zufolge mußte es sich dabei um Entzündungsbereiche handeln, die durch die Kochsalzbehandlung im Halswirbelbereich mit in den Heilungsprozess einbezogen worden waren. Über die Nerven war die Durchblutung aktiviert worden. Dadurch machten sich auch langjährig vorhandene Entzündungen, die bisher schmerzlos verlaufen waren, wieder bemerkbar. Wie viele andere Patienten auch bestätigte mir Werner Manstein, daß er Jahre zuvor bereits Rückenprobleme gehabt habe. Er habe damals an starken Ischiasschmerzen, einer sogenannte Lumboischial-

gie gelitten. Diese Erkrankung sei dann aber von den Schulterschmerzen gleichsam abgelöst worden. Nachdem ich diesen Mann in vier Sitzungen an der Lendenwirbelsäule nachbehandelt hatte, war er auch von diesen „Folgebeschwerden" befreit.

Die Ergebnisse dieser ersten Untersuchungsreihe bestätigten, daß Kochsalz offensichtlich geeignet ist, die Natrium-Unterversorgung der Nerven zu beheben und die notwendige Durchblutung in entzündeten Bindegeweben wieder zu aktivieren. Dabei pflanzen sich die Schmerzsignale offensichtlich über die ganze Wirbelsäule fort und beeinflussen den gesamten Bewegungsapparat, bis hin zur Schulter. Meines Erachtens waren die Schmerzen Ausdruck des einsetzenden körpereigenen Heilungsprozesses. Denn nur in der Kochsalzgruppe ergaben sich – anders als in der Procaingruppe – langfristige Heilungseffekte. Damit bestätigte sich meine Vermutung, daß die Kochsalzlösung tatsächlich die Mikrozirkulation in Gang setzt und nicht nur, wie viele andere Methoden, das Bindegewebe betäubt. In diesem Falle wäre die Schmerzfreiheit ja nur von kurzer Dauer gewesen.

Ein erstes Fazit

Fazit dieser ersten Untersuchungsreihe war, daß ich mit der Neuraltherapie zwar die bekannte Beschwerdefreiheit erzielen, mit der Kochsalztherapie hingegen offensichtlich einen körpereigenen Heilungseffekt in Gang setzen konnte. Die Untersuchungsreihe hatte gezeigt, daß dieses Auf und Ab des Schmerzgeschehens mit langanhaltender Schmerzfreiheit weder mit Procain noch mit doppeltsterilem Wasser, sondern ausschließlich mit Kochsalz zu erzielen war. Nach diesen Ergebnissen entschloß ich mich 1982, meine Schmerzpatienten – soweit es sich nicht um Notfälle mit akuten Lähmungserscheinungen handelte – nur noch mit Kochsalzinjektionen zu behandeln.

Inzwischen habe ich sehr viele Patienten erfolgreich behandelt, und meine Theorie, daß z. B. Schulterschmerzen Folge von Bindegewebsentzündungen sind, an denen die eingeschränkte Funktion der aus der Halswirbelsäule austretenden Nerven maßgeblich beteiligt ist, hat sich bestätigt. In chronischen Fällen spürte ich bei den Kochsalzinjektionen die Kalkablagerungen in diesem Bindegewebe über die Kanüle. Hinzu kommt, daß die

Oberhaut an diesen Stellen meist fest wie eine Ledersohle ist.

Schulterschmerzen

Schmerzen in der Schulter können entstehen, wenn die elektrischen Impulse für die Gelenk-Durchblutung aussetzen. Die kleinen Äderchen verlieren nach und nach ihre Funktionstüchtigkeit, sie degenerieren und verkleben durch Stauungen von Ablagerungen. Das Schultergewebe erhält nicht mehr genügend Sauerstoff für Zellteilungen. Die sind aber unbedingt notwendig, damit die Schultergelenke intakt bleiben. Ohne hinreichende Zellerneuerungen wird der Gelenkknorpel abgetragen, was zu einer Kalzifizierung der Schulter führt. Im Röntgenbild sind die verschiedenen Kalkschichten meist deutlich zu erkennen. Ich therapiere das Schulter-Arm-Syndrom, indem ich Kochsalzinjektionen an die austretenden Nerven an der Halswirbelsäule setzte. Durch die Kapillaröffnung, welche durch die neu entstandene Nervenelektrizität gleichsam erzwungen wird, werden diese Kalkschichten in den meisten Fällen wieder „abgetragen". Die noch intakten kleinen Äderchen öffnen sich, oder es werden durch das umliegende Bindegewebe neue Äderchen gebildet. Auf diese Weise wird die Schulter wieder ganz normal durchblutet. Die Schmerzen meiner Patienten haben dann ein Ende.

Kochsalzinjektionen: Nicht nur gegen Rückenschmerzen

Zu Beginn der Kochsalztherapie behandelte ich vor allem Patienten, die mit unerträglichen Kopf-, Hals-, Schulter- und Rückenschmerzen zu mir kamen. Doch schon bald fiel mir auf, daß Kochsalzinjektionen nicht nur in diesen Fällen ihre Wirkung entfalten. Die Arzthelferin Rita Bollmann war 42 Jahre alt, als sie mich wegen ihrer Rückenschmerzen aufsuchte. Auffällig war, daß Rita Bollmann einen großen Kropf hatte. Die Ursache dieser euthyreoten Struma lag darin, daß die Schilddrüse zuviel Thyroxin, eines der Drüsenhormone, produzierte. Um die Rückenschmerzen von Frau Bollmann zu behandeln, setzte ich ihr die Kochsalzinjektionen an die peripheren Nerven entlang der ganzen Halswirbelsäule. Nach der dritten Behandlung rief mich der Arbeitgeber von Frau Bollmann, ein Internist, an und gab seiner Verwunderung

darüber Ausdruck, daß dieser riesige Kropf in so kurzer Zeit um zweieinhalb Zentimeter kleiner geworden sei. Er sei erstaunt, daß die Kochsalzbehandlung eine solche Wirkung habe. Nach der fünften Sitzung war es dann ganz offensichtlich: Der Kropf war noch einmal um einen Zentimeter geschrumpft.

Das war einer der ersten Fälle, die mir zeigten, daß sich auch Erkrankungen der inneren Organe über diese Nerven steuern lassen, wenn man nur den richtigen Zugang zu diesem Mechanismus findet. Es bestand für mich kein Zweifel, daß Kochsalz Heilung bewirken konnte.

Erste Kritik

Nachdem Mitte der achtziger Jahre einige dieser Fälle – unter anderem auch der von Frau Bollmann – in der Presse vorgestellt worden waren, behauptete man von fachlicher Seite, daß auch durch Procain, einem der Medikamente für die Neuraltherapie, die Depolarisation, also die Elektroumkehr, und eine Aktivierung der Nerven erreicht werde. Insofern spräche nichts für eine spezifische Funktion des Kochsalzes. Schaden könne es nicht, aber nutzen würde es auch nicht.

Gegenargumente

Meines Erachtens bestehen grundlegende Unterschiede zwischen der Neural- und der Kochsalztherapie. Bei der Neuraltherapie kann diese Depolarisation, also die Elektroumkehr, gar nicht in vollem Umfang erzielt werden. Die sympathischen Nerven liegen oft dicht neben den parasympathischen Nervensträngen. Meistens verlaufen sie sogar zusammen, so wie auch jeder Nerv immer von einer Vene und einer Arterie begleitet wird. Trotzdem beeinflußt die Procain-Injektion der Neuraltherapie nur den sympathischen, den „Arbeits-Nerv", indem sie ausschließlich ihn betäubt. Der parasympathische, der „Ruhe-Nerv" hingegen bleibt von dieser Injektion gänzlich unberührt. Fazit: Die Neuraltherapie stört mit ihrem Eingriff das natürliche Gleichgewicht zwischen beiden Nerventypen, indem sie den einen lahmlegt und den anderen durch diesen Eingriff unterstützt.

Anders hingegen sieht es bei meiner neurotopischen (nervenversorgenden) Therapie aus. Hier werden alle Nerven, gleich welchen Typs, in die Behandlung mit einbezogen. Gleich ob Ruhe- oder Streßnerven: Ihre Natur wird durch die neurotopische Thera-pie nicht beeinflußt. Vielmehr bedient sich jeder Nerv nur der benötigten Natrium-Ionen aus der Natriumchloridlösung und verwendet sie zum Wiederaufbau seines eingeschränkten oder verlorengegangenen Elektropotentials. Das natürliche Verhältnis zwischen Sympathikus und Parasympathikus bleibt bestehen. Allein die Natriumzufuhr wird wieder gewährleistet. Deswegen erscheint mir die neurotopische, die nervenversorgende Kochsalztherapie, in physiologischer Hinsicht gesünder als die Neuraltherapie. Hinzu kommt, daß die Kochsalztherapie keinen „Eingriff" darstellt, da sie nur körpereigene Substanzen verwendet und auf jegliches Medikament verzichtet. Insgesamt basiert der Erfolg der neurotopischen Therapie im Gegensatz zur Neuraltherapie vor allem auf drei Effekten:

- Das Anspritzen des Nervs hat zur Folge, daß die Azidose, also die Entzündung um den Nerv, verdünnt wird. Auf diese Weise liegt eine nicht mehr ganz so dicke Säuremasse am Nerv.

- Schon der Druck auf den Nervenkörper bewirkt, daß sich die Natriumschleusen öffnen – ein rein physiologischer Effekt.

- Schließlich können die im Kochsalz enthaltenen Natrium-Ionen vermehrt in die Nerven einströmen. In diesem Moment beginnt der vorher nur zu einem Drittel funktionierende Nerv wieder hundertprozentig zu arbeiten.

Migräneleiden: Der Fall Helma Dietrich

In einer Idylle leben

Als Idylle betrachtet Helma Dietrich die schöne Umgebung ihres kleinen Dörfchens. Frische Luft, hügelige Felder und dichte Laubwälder: „Für andere Menschen wäre das ein Urlaubsparadies hier." Helma Dietrich ist 54 Jahre alt. Mit ihrem Mann lebt sie in dem Haus ihrer Eltern. Dort pflegt sie auch ihre 90 Jahre alte Mutter. Ihr Mann ist seit 16 Jahren Bürgermeister in diesem kleinen Dorf zwischen Gießen und Marburg. Scheinbar führen diese beiden Menschen ein ganz normales Leben.

Eine qualvolle Jugend

Doch der Eindruck täuscht: 44 Jahre lang kannte Helma Dietrich kein normales Leben. Seit ihrem zehnten Lebensjahr leidet sie unter Migräne. Als sie zur Schule ging, hieß es, sie hätte eine Stirnhöhlenvereiterung, die werde man mit Spritzen oder dem Anstechen der Stirnhöhlen schon in den Griff bekommen. Doch die Ärzte bekommen nichts in den Griff. In den folgenden zehn Jahren nimmt Helma Dietrich Tausende von Tabletten. Nur so kann sie die ständige Übelkeit, die immer wiederkehrenden unerklärlichen Schmerzen im Kopf- und Nackenbereich unterdrücken. Als sie zwanzig Jahre alt wird, ist es für sie zur Selbstverständlichkeit geworden, pro Tag mehr als 20 Schmerztabletten einzunehmen. Doch die Schmerzanfälle werden in den folgenden Jahren immer heftiger. Hinzu kommen Ohnmachtsanfälle und starkes Erbrechen. Der Hausarzt muß für Helma Dietrich Tag und Nacht bereitstehen.

„Ich möchte lieber sterben!"

„In diesem Zustand, ich war 25 Jahre alt, habe ich mir während dieser Schmerzattacken und nach den Ohnmachtsanfällen immer gewünscht, endlich zu sterben." Gegen die qualvolle Migräne, die Helma Dietrich zu diesem Zeitpunkt unregelmäßig überfällt, wirken auch die stärksten Zäpfchen nicht. Im Gegenteil: Sie verstärken die Schmerzen über den ganzen Körper. „Von den Haarspitzen bis zu den Zehen tat mir alles so weh, daß ich mich selber nicht mehr berühren konnte. Kam ich mit einer Hand an die Arme oder Oberschenkel, dann hatte ich das Gefühl, die Haut verbrennt an dieser Stelle."

Wenig tröstlich ist für Helma Dietrich, als sie ein halbes Jahr nach einem Zahnarztbesuch erfährt, daß sie gegen bestimmte Betäubungsmittel allergisch ist, daß diese Mittel bei ihr bereits mehrmals die gefürchteten Migräneanfälle ausgelöst haben. Das kann aber nur eine von mehreren möglichen Ursachen sein. Als besonders schlimm empfindet sie zu dieser Zeit die Tatsache, daß die Migräneanfälle sie ohne die geringste Vorwarnung jetzt auch in Streßsituationen heimsuchen. Kamen sie anfänglich regelmäßig samstags und sonntags, kommen die Migräneanfälle jetzt auch in der Woche. Anfangs braucht Helma Dietrich ein bis zwei Tage, um die Folgen dieser Anfälle in den Griff zu bekommen. Später liegt sie bis zu acht Tage im Bett, bis Übelkeit und Schmerzen endlich abklingen. „Mein einziger Trost während dieser Tage war, wenn ich fest und gut schlafen konnte. Doch häufig genügte nur ein Schritt

aus dem Bett und das hämmernde Klopfen im Kopf begann von neuem. Ich dachte, Du hast einen Tumor oder eine schwere Entzündung im Kopf, denn das kann doch nicht normal sein. Diese Vorstellung bedrängte mich immer wieder. Denn wenn der Schmerz die rechte Kopfseite verließ, dann verschwand er nicht, sondern verschob sich langsam zur linken Kopfhälfte."

Kuren und Spritzen

Spritzen, die den Verlauf absehbarer Migräneanfälle günstig beeinflussen können, helfen Helma Dietrich so gut wie gar nicht mehr. Sie versucht es mit Kuren. Doch weder Sauerstoff- noch Bewegungstherapien, weder Ernährungsumstellung noch Klimawechsel verschaffen ihr die geringste Linderung ihres Leidens.

Ein Leben mit Todesangst

Und immer wieder befällt sie die Angst, daß ihr Migräneleiden doch durch Krebs verursacht sein könnte. Eines Tages schwillt ihr linker Arm vom Ellbogen bis zum Handgelenk an. Der Unterarm wird immer dicker, sie kann ihn kaum noch bewegen. Der Arzt vermutet einen Tumor. Das Computertomogramm gibt Entwarnung. Kein Krebs. Doch niemand kann Helma Dietrich sagen, warum sie diese Schmerzen hat, warum ihr Unterarm so anschwoll.

Zwei Erlebnisse steigern die Angst Helma Dietrichs vor den Migräneanfällen noch mehr. Als sie irgendeine Kleinigkeit vom Speicher holen will, verliert sie plötzlich ihr Bewußtsein: „Als ich wieder aufwachte, merkte ich, daß ich auf dem Speicherboden in einer großen Blutlache lag. Durch die Ohnmacht bin ich mit meinem Kopf gegen eine Tischkante und dann auf den Boden geprallt. Meine Augenknochen waren gebrochen und ich hatte eine Gehirnerschütterung. Erst drei Jahre später habe ich mich von den Folgen dieses Sturzes erholt."

Das Leben mit der Migräne wird für Helma Dietrich zu einem Leben in Todesangst. Nach fast jedem Einkauf in der nahegelegenen Stadt Gießen muß Helma Dietrich auf der Rückfahrt sofort zum Arzt. Schon vor der Ankunft beim Arzt muß ihr Mann immer wieder den Wagen stoppen, weil sie sich übergeben muß. Kurz vor Weihnachten ist es wieder einmal soweit. Helma Dietrich fährt mit ihrem Mann zum Einkauf in die Stadt. Schon in der Stadt muß sie sich übergeben. Auf der Rückfahrt wird sie auf einmal lethargisch, bekommt nichts mehr mit. „Erst habe ich noch gedacht, was sollen die Leute denken, wenn die sehen, wie ich mich überall übergeben muß. Dann erinnere ich mich nur noch daran, daß ich vor Schmerzen beide Hände am Kopf hatte. Plötzlich lag ich auf einer Liege, hörte nur noch ein Rufen, eine Sprechstundenhilfe fragte mich irgend etwas; ihre Fragen klangen wie ein Hall aus riesigen Räumen auf mich ein. Das einzige, was ich dann noch wahrnahm, war ein Licht, das mir in die Augen schien. Ich dachte, jetzt mußt du sterben. Erst Stunden später kam ich wieder zu mir."

Nach diesem Vorfall ging Helma Dietrich fünf Jahre lang nicht mehr einkaufen. „Meine Familie stand diesen Migräneanfällen ohnmächtig gegenüber. Wie hätte sie mir auch helfen können?

Früher habe ich in anderen Haushalten oder in Gaststätten ausgeholfen. Jetzt war ich froh, wenn ich meinen eigenen Haushalt versorgen konnte."

Auf Anraten des Hausarztes läßt sich Helma Dietrich in der Marburger Nervenklinik untersuchen. Doch Untersuchungen wie zum Beispiel die Gehirnstrommessung zeigen keinerlei Anomalien. Auch hier wieder das resignative Fazit: „Gegen Migräne ist bis heute noch kein Kraut gewachsen."

Ein Ausweg?

Eine Freundin berichtet ihr von einem Zeitungsartikel, in dem die Kochsalztherapie ausführlich besprochen wird. Nach einiger Überlegung beschließt Helma Dietrich, sich bei mir einen Termin geben zu lassen. Im August 1993 wird sie in der Praxis von meiner Mitarbeiterin, Frau Dr. Pöhlmann, untersucht. Nach dieser Untersuchung und dem Betrachten der Röntgenbilder kommt die Ärztin zu dem Schluß, daß Helma Dietrich eine von Rheuma belastete Wirbelsäule hat, die wahrscheinlich auch eine Ursache für die Migräne ist. Frau Dr. Pöhlmann kann der Patientin Hoffnung machen, mit Hilfe der Kochsalztherapie die Migräne in den Griff zu kriegen.

Therapieerfolg

Helma Dietrich stellt bei ihrer Krankenkasse einen Antrag. Schon kurze Zeit später kommt die Zusage, daß die Krankenkasse 60 Prozent der Behandlungkosten übernimmt.

Im Oktober beginnt die Therapie. „Ich war trotz der umfangreichen und guten Aufklärung bei meiner Voruntersuchung sehr gespannt, was jetzt passieren sollte. Als ich die vielen Spritzen in der Nierenschale sah, die alle für mich gedacht waren, bekam ich auf einmal doch ein wenig Angst. Erstaunlicherweise spürte ich stellenweise überhaupt nichts von den Injektionen in meinen Rücken. In anderen Bereichen wiederum verursachten die Spritzen große Schmerzen. Ich bin nicht besonders empfindlich, aber insgesamt tat mir die erste Behandlung recht weh. Auch hatte ich Angst davor, daß mein Kopfweh oder die Migräneanfälle für eine gewisse Zeit sogar noch stärker würden als vorher."

Tatsächlich bekommt Helma Dietrich nach den ersten Behandlungen kurzfristig starke Kopfschmerzen – aber keine Migräne. Bei ihr hatte der Heilungsprozeß sofort eingesetzt. „Nach einer Woche hatte ich fast nichts mehr. Wir alle waren über diesen schnellen Erfolg erstaunt."

Aus Prophylaxegründen unterzieht sich Helma Dietrich im Frühjahr 1994 einer einwöchigen Nachbehandlung. Seit dieser Behandlung hat sie zwar ab und zu noch einmal Kopfschmerzen, aber keinen einzigen Migräneanfall mehr. „Das ist für mich, als wäre ich neu geboren worden, als hätte ich ein neues Leben geschenkt bekommen."

Migräne: Eine unterschätzte Krankheit

Neben den Rückenleiden gehört auch die Migräne zu den Erkrankungen, deren volkswirtschaftliche Kosten diskutiert werden. Von vielen Menschen wird diese Erkrankung noch belächelt oder als Frauenkrankheit abgetan. Tatsächlich kommen auf einen migränekranken Mann acht migränekranke Frauen. Insgesamt leiden 13 Prozent aller Deutschen unter Migräne.

Häufig betroffen: Frauen

Die sogenannte hormonelle Migräne entsteht aus einem Ungleichgewicht der Hormone. Diese Migräneform verläuft nach einem recht genauen „Zeitplan". Diese Migräne meldet sich symptomatisch sehr früh. Ein Vorbote

sind die unspezifischen und unerträglichen Kopfschmerzen, die nicht selten einsetzen, kurz nachdem eine junge Frau zum erstenmal ihre Menstruation bekommen hat. Im Alter zwischen achtzehn und zwanzig Jahren erreicht diese Migräne dann ihren Höhepunkt und zeigt die schlimmsten Symptome. Meist ist eine Kopfhälfte betroffen. Die Patientinnen sind äußerst lichtempfindlich, ihnen wird häufig übel, und sie müssen sich ständig erbrechen.

Erstes Migräne-Stadium:

Die Migräne wird durch ein Ungleichgewicht der Ovardurchblutung hervorgerufen, d. h. die hormonelle Ausschüttung der Sexualhormone disharmoniert mit der Ausschüttung von bestimmten Nebenschilddrüsenhormonen, den Kalzitoninen. Man weiß allerdings bisher noch nicht, warum dieser Mechanismus so funktioniert. Sicher ist nur der Krankheitsverlauf: Zuerst treten immer unspezifische vaskuläre Kopfschmerzen auf. Vaskuläre Kopfschmerzen sind Gefäßkopfschmerzen, die dadurch entstehen, daß sich die Adern im Gehirn verengen. Man kann diese Schmerzen zum Beispiel mit Medikamenten wie Ergotamin behandeln. Sie bewirken, daß sich die Gefäße wieder etwas erweitern und normalisieren. Damit sind recht gute Erfolge möglich. Doch diese Behandlung ist nur im Anfangsstadium der Migräne möglich. Muß bereits der Notarzt gerufen werden oder geht die Patientin erst nach einem Migräneanfall zum Hausarzt, ist es für diese Behandlung meist schon zu spät.

Zweites Migräne-Stadium:
Denn beim zweiten Migräne-Stadium sind im Gegensatz zum ersten die Adern im Gehirn viel zu weit geöffnet. Dadurch entsteht der quälende Brechreiz. Aufgrund der enormen Gefäßerweiterung gibt es in diesem Stadium fast keine Behandlungsmöglichkeit mehr gegen die Migräne. Man könnte nur noch Opiate einsetzen, um diese Schmerzen unter Kontrolle zu halten. In Amerika ist diese Behandlung gebräuchlich. Dort wird bei besonders starken Symptomen der hormonellen Migräne Pethidin, also Morphium verabreicht.

Viele dieser Frauen sind verzweifelt. Ihr Privat- ebenso wie ihr Berufsleben wird durch die Migränebeschwerden, die bis zu dreimal in einer Woche auftreten können, stark beeinträchtigt. Kommen dann noch in unregelmäßigen Abständen Migräneanfälle hinzu, bei denen sich viele Frauen zu Hause einigeln und die Fenster verschließen müssen, damit kein Licht an ihren Körper kommt und der Brechreiz wieder abklingt, kann diese Erkrankung als Existenzbedrohung empfunden werden. Medikamente wie Megränit® oder Ergolonarit® werden in diesen Situationen meistens mit einem starken Schmerzmittel in Zäpfchenform kombiniert. So kann bei entsprechendem Bedarf noch höher dosiert werden. Doch die Nebenfolgen dieser alkaloidhaltigen Substanzen sind beträchtlich. Patientinnen, die diese Mittel jeden zweiten bis dritten Tag einnehmen, müssen damit rechnen, daß Leber und Nieren darunter leiden und daß auch die Magen-Darm-Funktion durch die ständigen Schleimhautreizungen beeinträchtigt wird. Außerdem wird nicht selten eine Abhängigkeit, ein sogenannter Ergotismus, erzeugt.

Kochsalz contra Migräne

Wie das Kochsalz hilft

Ich untersuche bei den Migränepatientinnen zuerst die Nervenabgänge an der Lendenwirbelsäule. Beim Abtasten stelle ich meistens fest, daß bei Druck auf bestimmte Standardnerven der Lendenwirbelsäule, bei denen ich Entzündungen vermute, tatsächlich auch Schmerzen vorhanden sind. Meistens reagiert nicht nur der Lendenwirbelsäulen-, sondern auch der Halswirbelsäulenbereich mit Schmerzen auf den Abtastdruck. Ich spritze den Patientinnen das Natrium dann an die entsprechenden Nerven der Lendenwirbel- und Halswirbelsäule. Auf diese Weise entwickeln diese Nerven wieder ihre hundertprozentige Elektrizität, und die Durchblutung in den entsprechenden abhängigen Muskeln und Gelenken normalisiert sich.

Bereits nach drei Sitzungen fühlen sich die meisten Patientinnen wieder relativ wohl. Die Migräne ist dann aber noch nicht geheilt. Die Patientinnen berichten, sie hätten den Eindruck, daß der Migräneanfall zwar angeflogen käme, sie aber nicht mehr erreichen könne. Praktisch bedeutet dies meistens, daß Schwindelanfälle, Übelkeit und Erbrechen der Vergangenheit angehören.

Das Ovar ist erreichbar über die Nerven an der Lendenwirbelsäule, die Schilddrüse über die Nerven an der Halswirbelsäule. Auf diesem Wege wird die verminderte Durchblutung von Schilddrüse und Ovar wieder aktiviert. Die Schmerzfreiheit durch Kochsalz führe ich bei Migräne vor allem auf die verbesserte Durchblutung der Schilddrüse zurück. Die Schilddrüse ist maßgeblich am Entstehen einer hormonellen Migräne beteiligt, weil die Follikelzellen, die das Schilddrüsenhormon abgeben, bei einer Entzündung der Schilddrüse vergrößert sind. Verkleinern sich diese geschwollenen Zellen wieder, dann werden weniger Thyroxine ins Blut abgegeben. Eine Folge ist, daß die Nervosität bei den Patientinnen abnimmt. Durch den Rückgang der Entzündungen um und an den Nerven der Halswirbelsäule stabilisiert sich der defizitäre Hormonhaushalt insgesamt. Nachweislich werden Hormone wie das Kalzitonin und die Sexualhormone wieder in normalem Umfang ausgeschüttet. Durch die verbesserte Durchblutung des Ovars regulieren sich die Hormongaben der Nebenschilddrüse. Darüber hinaus wird immer auch die sogenannte cervikale Migräne (siehe unten) geheilt. Diese resultiert aus der Entzündung an den Nerven der Halswirbelsäule.

Erfahrungswerte

Helma Dietrichs ist nur eine von Hunderten von Migränepatientinnen, denen ich mit meiner Therapie wieder ein normales Leben ohne Schmerzmittel ermöglichen konnte. Nach zwölf Behandlungen leben die meisten migränekranken Frauen viele Jahre ohne die geringsten Migränebeschwerden. Bis auf wenige Ausnahmen verbesserte sich die Lebensqualität fast aller Migränepatientinnen nach der Kochsalztherapie so gut, daß sie mit ihrer Familie wieder normal zusammenleben und auch ihren Berufs- und Freizeitinteressen nachgehen konnten.

Cervikale Migräne

Ich konnte feststellen, daß sich, solange die hormonelle Migräne besteht, in den meisten Fällen automatisch eine cervikale Migräne dazugesellt. Die cervikale Migräne geht von den Nerven aus, die an den Nackenwirbeln entspringen, aber nicht mehr genügend Elektrizität abgeben, weil sie dort in entzündeten Bereichen liegen.

Zwischen einer hormonellen und einer cervikalen Migräne wird normalerweise nicht unterschieden, beide werden gleichermaßen mit harten Schmerzmitteln therapiert. Dabei geht die hormonelle Migräne nach den Wechseljahren der Frau weitgehend zurück, weil die Hormonausschüttung nachläßt und sich wieder ein hormonelles Gleichgewicht einstellt. Hingegen bleibt die cervikale Migräne – nach meinem Verständnis Folge einer nervenumgebenden Entzündung an der Halswirbelsäule – weiter bestehen. Diese Migräneform sollte anders als mit starken Schmerzmitteln behandelt werden. Denn diese enthalten auch ein Mutterkornalkaloid, obwohl es sich gar nicht um eine gefäßaktive Migräne handelt. Bei Frauen in diesem Alter diagnostiziere ich an der Halswirbelsäule immer wieder kalzifizierte Nerven. Das heißt, um diese Nerven herum bestehen Kalkrückstände, die eingelagert wurden, weil dort mindestens seit zehn Jahren Entzündungen im nervenumgebenden Bindegewebe an der Halswirbelsäule vorhanden waren, was wiederum der Grund dafür ist, daß Kopf- und Schulternackenmuskulatur enerviert sind. Nach wenigen Behandlungen mit Natrium-Ionen sind die Nerven in diesem Bereich wieder aktiviert. Die Gefäße werden durchblutet, der Selbstheilungsprozeß des Körpers setzt ein und baut die Ablagerungen wieder ab. Nach Jahren unnötigen Leidens sind diese Frauen zum erstenmal ohne alle belastenden Medikamente von ihren Schmerzen befreit.

Migräne und Psyche

Immer wieder wird angeführt, daß Migräne auf eine genetische Veranlagung zurückzuführen sei, oder daß es sich bei Migräne-Patienten um Menschen handelt, die ihre Psyche nicht in den Griff bekommen. Eine psychische Komponente ist natürlich nicht gänzlich auszuschließen. Doch ich habe bei all meinen Patienten keinen Unterschied zu jenen Menschen feststellen können, die keine Migräne haben. Nach meiner Erfahrung sind sie ganz normale Persönlichkeiten. Die Ursache ihrer Erkrankung liegt in den Entzündungen um und an den Nerven der Wirbelsäule. In den meisten Fällen deutet die Wetterfühligkeit der Migränepatienten auf ein leichtes rheumatisches Leiden hin. Fazit: Nicht die Psyche, sondern die rheumatische Erkrankung ist verantwortlich für diese Entzündungen an den Nerven.

Ernährungstip

Ovar, Galle und Schilddrüse sind meiner Erfahrung nach maßgeblich an einer hormonellen Migräne beteiligt. In unserer Praxis geben wir deshalb allen betroffenen Frauen zusätzlich immer noch einen Ernährungstip. Da bei der Migräne eben auch die Galle eine Rolle spielt, sollten Patientinnen Schokolade, starken Kaffee oder hochprozentigen Alkohol meiden. Auch auf Knoblauch, Eigelb, Rotwein oder andere Nahrungsmittel, die eine erhöhte Produktion der Gallensäfte bewirken, sollte verzichtet werden. Sonst ist der nächste Migräneanfall nahezu vorprogrammiert.

Sind Kochsalzspritzen gefährlich?

Können Nerven zerstört werden?

Eine Befürchtung vieler Patienten ist, daß ihnen die Kochsalzinjektionen schaden, daß durch eine falsche Plazierung der Spritzen zum Beispiel Querschnittslähmungen entstehen könnten. Dies ist nicht möglich. Zwar sind genaueste Kenntnisse erforderlich, um die Kanüle entsprechend dem Tastbefund bis auf wenige Millimeter an den Nerven heran plazieren zu können. Aber selbst eine Berührung dieser Nerven hätte außer einem unangenehmen spontanen Schmerz nie eine Lähmung zur Folge. Eine Nervenzerstörung ist in meiner Praxis, in der ich inzwischen über 20 000 Patienten behandelt habe, nicht ein einziges Mal vorgekommen. Größere Probleme hingegen hatte ich zu Beginn der Kochsalztherapie mit dem Tatbestand, daß im Kochsalz nicht nur Natrium-, sondern auch Chlor-Ionen vorhanden sind. Aber Untersuchungen und Erfahrungen zeigten, daß diese Substanzanteile den Nerv in keiner Weise beeinträchtigen.

Schadet Druck dem Nerv?

Eine Gefahr, die aus meiner Sicht anfangs noch hätte bestehen können, war der Druck, der durch die Injektionsflüssigkeit auf den Nerv ausgeübt wird. Könnte ein Depot von einem halben Milliliter Kochsalzlösung, die am Nerv deponiert wird, den Nerv schädigen und zu sogenannten Nervenlöchern führen? Ein bekannter Neurologe und Neurophysiologe wies mich auf neuere Erkenntnisse aus der Medikamentenforschung hin: Demnach sei es möglich, durch eine unbeabsichtigte Zerstörung des Nervs eine scheinbare Heilung zu erzielen. Ich konnte meinen Kollegen beruhigen. Denn ich habe in meiner Praxis in all den Jahren nicht einen einzigen Ausfall registriert. Außerdem wären im Falle von Nervenschädigungen langjährige Heilungserfolge niemals möglich gewesen.

Die Spritztechnik

Endgültig beruhigt war mein Kollege, als ich ihm meine Spritztechnik vorführte, die sich grundlegend von herkömmlichen Techniken unterscheidet. Normalerweise spritzt ein Arzt, indem er die Nadel in das Gewebe oder den Muskel hineinsticht und dann aspiriert, um festzustellen, ob er nicht in einem Gefäß steckt. Denn meistens wird ja intramuskulär oder subkutan gespritzt und dabei ist es wichtig, daß das Medikament nicht in ein Gefäß eingeführt wird. Dies kann dem Gefäß schaden oder es gar zerstören. Darüber hinaus muß der Arzt darauf achten, daß er nicht in einer Arterie landet, da auch sie schnell beschädigt werden kann.

Ich führe die Injektion so aus, daß ich die Natrium-Lösung schon während des Einstichs spritze. Dadurch wird auch allen Etagennerven, gleichsam den Kleinstnerven, schon Natrium zugeführt, bevor ich dann am Hauptnerv nur wenige Teilstriche von der Spritze, maximal 0,5 ml, deponiere. Auch beim Herausziehen wird Injektionsflüssigkeit gespritzt. So werden den Nerven ausreichend Natrium-Ionen zugeführt. Gleichzeitig schließt dieses Verteilerprinzip jegliche Gefahr aus, daß der Hauptnerv einem zu hohen Druck ausgesetzt wird.

Schmerzt die Behandlung?

Obwohl keinerlei Gefahren von der Spritztechnik selbst ausgehen, kann die Behandlung aufgrund der körpereigenen Reaktion zu Beginn ein wenig schmerzen. Dieser Schmerz entsteht dadurch, daß ich das Natriumchlorid direkt an die Nerven, die am Entzündungsgeschehen beteiligt sind, heranführe. Die Injektionen würden nicht schmerzen, wenn an diesen Stellen keine Entzündungen vorhanden wären. Im ersten Moment empfindet der Patient einen recht brennenden spitzen Schmerz, der aber nach ein paar Sekunden verschwunden ist. Dannach spüren die Patienten eine Art Druck im Rücken, der ihnen das Gefühl gibt, sich leichter zu fühlen. Ein positiver Soforteffekt, der dadurch erreicht wird, daß die Entzündungssäuren, die um den Nerven herum bestehen, und ausgeschiedene Gewebshormone wie z. B. Serotonin oder Bradikinine verdünnt werden. Meistens gehen die ödematösen Schwellungen um die Nerven schon nach der zweiten Behandlung zurück, so daß ich die oberflächliche Entzündung und damit auch das Schmerzgeschehen relativ rasch in den Griff bekomme. Dafür gibt es ganz konkrete Anzeichen. So verschwinden z. B. Symptome wie Pseudo-Lähmungen nach einem Bandscheibenvorfall bereits nach der zweiten Behandlung.

Nach der zweiten und dritten Behandlung verteilen sich die Schmerzen auch auf die anderen Nerven, die sich bisher noch nicht bemerkbar gemacht haben. Diese Nerven werden sensibler, weil sie durch ihre neue Aktivität natürlich auch die Durchblutung des Bindegewebes um sich herum vermehren. Das letzte Wirkungs-Stadium der Behandlung kann man sehr genau beobachten: Nach der achten Behandlung setzt bei fast jedem Patienten der Heilungsprozeß „von oben nach unten" ein. Injektionsschmerzen werden gegebenenfalls nur noch ab dem vierten oder fünften Lendenwirbel empfunden, also in den letzten Bandscheiben. Injektionen oberhalb dieser Partien schmerzen überhaupt nicht mehr. Dieser Verlauf ist für meine Patienten ein objektives Zeichen, daß der körpereigene Heilungsprozeß eingesetzt hat.

Kochsalz contra Rheuma

Zwanzig Jahre Rheuma

Ein Jahr nach der Eröffnung meiner Praxis suchte mich H.-P. Jaegli, ein etwa 50 Jahre alter Hotelier aus Zürich auf. Die letzten 20 Jahre litt er unter starken Schmerzen. In dem kleinen Hotel, das seine Frau aufgrund seiner Erkrankung übernehmen mußte, hatte er täglich 16 Stunden und mehr gearbeitet. Er wollte seiner Frau nun zumindest weiterhin zur Seite stehen können, denn alleine war sie mit dieser Arbeit überlastet. Er schilderte mir seine Beschwerden: Beide Beine schmerzten fortwährend. Er würde immer sehr schnell ermüden, besäße kaum noch Kraft und müsse sich in letzter Zeit jede Stunde eine Viertelstunde lang hinsetzen. Darüber hinaus mache ihm kalter Wind und regennasses Wetter sehr zu schaffen. Nach meinen Eingangsuntersuchungen behandelte ich ihn mit Kochsalzinjektionen. Doch selbst nach der zwölften Behandlung veränderte sich bei diesem Patienten nichts. Immer noch litt er unter denselben Schmerzen. In diesem Moment fühlte ich mich außerordentlich verunsichert. Immer wieder fragte er mich, ob ich denn daran glaubte, daß der erwartete Heilungsprozeß noch einträte. Ich sagte nur, daß man in diesem Fall nur abwarten könne. Es war sehr enttäuschend, aber nachdem ich diesen Patienten zwölfmal behandelt hatte, konnte ich nichts anderes mehr tun, als ihn zu entlassen.

Wetter und Schmerz

Acht Wochen später, inzwischen war das Wetter ein wenig wärmer geworden, rief er mich an und teilte mir mit, daß alle Schmerzen zum erstenmal seit 15 Jahren verschwunden seien. Er fühle sich so stark und kräftig, daß er überlege, das Hotel wieder selbst zu führen. Doch leider hielt dieser Gesundheitszustand nicht lange an. Vier Wochen später rief er bereits wieder an und teilte mir resigniert mit, daß ihn die Schmerzen wie eh und je traktieren würden. Nichts habe sich verändert. So ging es in den folgenden Monaten auf und ab. Auffällig war, daß die Schmerz-zustände nur dann auftraten, wenn naßkalter Regen und Wind das Wetter beherrschten. Kaum war es trocken, fühlte sich Herr Jaegli wieder wohl. Ein halbes Jahr später waren auch die wetterbedingten Schmerzschübe verschwunden. Eine Erfahrung, die ich in den folgenden Jahren bei vielen Patienten machte. Erst als alle Gewebeentzündungen durch die Kochsalzinjektionen abgebaut waren, hatten die im Blut übriggebliebenen Rheumaanteile keine Chance mehr, den Patienten zu peinigen. Ich nannte diese Wetterfühligkeit „Minischübe im Rheumati-schen". Die „echten" Rheumatiker haben einen Rheumaanteil von meines Erachtens 50 Prozent im Blut. Deren Schmerz- und Hei-lungsverlauf gestaltet sich aufgrund der Poly-arthritis weitaus dramatischer. Allerdings be-obachtete ich eine langfristigere Heilung bei solchen „echten" Rheumatikern wie H.-P. Jaegli. Er kehrte später wieder in seinen Be-ruf zurück und lebt inzwischen über zwölf Jahre ohne Schmerzen.

Entzündungen sind das Problem

Herr Jaegli war mein erster Therapieerfolg in der Rheumabehandlung. Die Rheumaanteile können wir nicht aus dem Blut eliminieren. Das ist angeboren, dagegen kann ich mit der Kochsalztherapie nichts unternehmen. Aber aus meiner Erfahrung mit Tausenden von Rheumapatienten besteht das Problem nicht im Rheuma, sondern in den Entzündungen im Körper. Das Rheuma machte meinen Pa-tienten von dem Moment an nichts mehr aus, als die durch das Natrium bedingte Aktivie-rung der Nerven dazu führte, daß diese Ent-zündungen durch die vermehrte Durchblu-tung abheilten.

Grundsätzlich betrachten wir Rheuma als eine Autoimmunerkrankung, eine Autoag-gressionserkrankung, d. h. im Blut befinden sich Antikörper, die Knorpel und Schleim-häute nicht mehr als körpereigene Substan-zen erkennen und sie deshalb angreifen – es handelt sich also um eine Art von Allergie. Nun sind alle Gelenke und die ganze Wir-belsäule mit Knorpel überzogen. Die An-tikörper greifen diesen Knorpel an und tragen ihn ab. Dadurch entstehen Ablagerungen im nervenumschließenden Gewebe. Im Extrem-fall kann man diese Ablagerungen an den so-genannten Heberdenschen Knötchen in den kleinen Fingergelenken erkennen. Mit diesen Knorpelablagerungen beginnt der sichtbare Krankheitsverlauf. Bei der Wirbelsäule erkennt man diesen Abtrag an den sogenannten Schmorlschen Knötchen. Darüber hinaus ist er deutlich auf Röntgenaufnahmen zu sehen. Die rheumatischen Erkrankungen umfassen ein weites Gebiet, das sich grob in drei dramatische Verlaufsformen einteilen läßt. Der rheumatische Formenkreis selbst beinhaltet ca. 20 verschiedene Diagnosen, die größtenteils nach ihrer Erscheinungsform benannt wurden. Dazu gehört z. B. das Muskelrheuma, der Morbus Bechterew ebenso wie die primärchronische und die chronische Polyarthritis.

Juveniles Rheuma

Als schwerste Verlaufsform des Rheumas steht an erster Stelle das juvenile Rheuma. Es bringt unsägliches Leid mit sich. Dieses Rheuma beginnt mit hochgradigen Entzündungen sämtlicher Gelenke. Im Röntgenbild zeigen sich altersuntypische extrem erweiterte und gelockerte Gelenkspalten eben-

so wie riesige Hohlräume zwischen den Gelenkenden. Gerade bei Kleinkindern verläuft diese Erkrankung äußerst aggressiv. Das Kleinkind besitzt viele frische Zellen, alle Gewebschichten sind sehr gut durchblutet. Dadurch breitet sich das Rheuma extrem schnell aus. Bisher steht die Schulmedizin dieser lebensgefährlichen Erkrankung recht hilflos gegenüber. Einzig Antirheumatika und Cortisonpräparate können die Krankheitsentwicklung verlangsamen. Doch sie werden von starken Nebenfolgen wie Leber- und Nierenschäden sowie Wachstumshemmungen begleitet. Trotz aller Medikamente schreiten die Entzündungsprozesse jedoch voran. Die Deformation der Finger-, Hand-, Knie- und Hüftgelenke läßt sich auf Dauer nicht aufhalten. Zuletzt bleiben in vielen Fällen nur noch operative Eingriffe, wie z. B. ein Austauschen der Gelenke, um den dann meist jugendlichen Patienten durch Wiederherstellung zumindest minimaler Greif- und Bewegungsfunktionen eine autonome Existenz zu ermöglichen. Welche Rolle die Kochsalztherapie in diesem scheinbar therapieresistenten Krankheitsverlauf spielen kann, illustriert die Krankengeschichte von Andreas Pissoke.

Juveniles Rheuma: Der Fall Andreas Pissoke

Rheuma seit Geburt

„Ich bin Rechtshänder. Ich hätte doch nichts mehr machen können; mein Leben wäre für mich am Ende gewesen, bevor es überhaupt begonnen hat." Andreas P. ist 1,70 m groß, hat dunkelblondes Haar und macht einen sportlichen, drahtigen Eindruck. Nur bei genauem Hinsehen fällt dem Betrachter auf, daß die Handgelenke des jungen Mannes verkrümmt sind. Doch das sind nur die äußerlichen Anzeichen einer Krankheit, mit der Andreas seit seinem vierten Lebensjahr zurechtkommen muß. Seitdem leidet er unter juvenilem Rheuma. Heute ist Andreas 21 Jahre alt.

Eine Kindheit mit Schmerzmitteln

Als Andreas vier Jahre alt ist, entzündet sich plötzlich sein Kniegelenk. Der Hausarzt kommt sofort auf den Gedanken, daß es sich bei dieser Entzündung um Rheuma handeln könnte und schickt den kleinen Jungen unverzüglich ins Krankenhaus. Doch alle Mittel, die gespritzt werden, können den unheilvollen Verlauf nicht aufhalten. Schon kurze Zeit später startet das Rheuma seinen Angriff auf die Hüften, die Finger, die Zehen und schließlich alle Knöchel des kleinen Jungen. Immer wieder muß das Kind ins Krankenhaus, wird mit Goldspritzen behandelt. Ein wenig Hoffnung schöpft die Familie, als diese Spritzen in den folgenden Jahren nur noch alle vier Wochen verabreicht werden. Doch dann nehmen die Entzündungen und Schmerzen wieder zu: Zu den Spritzen kommen jetzt noch hohe Cortisongaben und Schmerzmittel.

Krankheit ohne Aufschub

Nur die Schmerzmittel lassen den Jungen vergessen, daß er Tag für Tag mit dieser schweren Krankheit leben muß. Als er zehn Jahre alt ist, kann die Therapie eingestellt werden. Doch schon drei Jahre später, kurz nach dem 13. Geburtstag, schwellen die Gelenke immer mehr an und machen dem Schüler das Leben wieder zur Hölle. „Lehrer und Mitschüler merkten so gut wie nichts von meinen entzündeten Gelenken, denn die Schmerzen konnte ich mit starken Schmerzmitteln betäuben. So konnte ich sogar an den

Sportstunden teilnehmen. Außer dem Bockspringen: Da mußte ich passen, denn das machten meine Handgelenke trotz der Schmerzmittel nicht mit. Und beim Schreiben kam ich auch nicht so gut mit. So konnte ich zum Beispiel nur kurze Passagen mit dem Füller schreiben, dann wurden die Schmerzen in meinen Handgelenken unerträglich. In diesen Zwangspausen massierte ich meine Handgelenke, dann konnte ich weiterschreiben. Natürlich litt auch die Handschrift unter den kaputten Gelenken. Aber das fiel niemandem so richtig auf."

Operation unausweichlich?

Doch 1992, Andreas ist gerade 18 Jahre alt geworden, verschlimmert sich sein Zustand zusehends. „Die Fingergelenke waren zu diesem Zeitpunkt so geschwollen und so dick geworden, daß sie gar keinen Platz hatten, sich noch schlimmer zu verziehen. Meine Handbewegungen waren total eingeschränkt: Mit meiner rechten Hand konnte ich nichts mehr anfassen oder greifen. So bin ich wohl oder übel ins Krankenhaus gefahren, um mit dem Facharzt über mögliche Therapien zu sprechen." Die Hausärztin ist der Meinung,

daß ihm voraussichtlich nur eine Operation hilft. Die Krankheit sei so weit fortgeschritten, daß die Verknorpelungen in den Gelenken immer weiter um sich greifen würden und so die Versteifungen von Händen und Beinen immer stärker würden. Ansonsten bliebe ihm als Perspektive nur noch ein Leben im Rollstuhl.

Keine Lehre, kein Beruf?

Die Ärzte im Krankenhaus sehen nur noch einen Ausweg, um ihm zu helfen: Sie wollen seine rechte Hand vom Gelenk an ganz stilllegen und in seine linke Hand neue Gelenke einbauen. Als man ihm offenbart, daß er in seinen Beruf als Energie-Elektroniker dann jedoch niemals werde arbeiten können, ja nicht einmal mehr die Lehre werde beenden können, ist Andreas nicht bereit, diesen Schritt zu tun. Ohne zu wissen, wie es weitergehen soll, verläßt er die Klinik.

Kochsalztherapie: Eine Alternative?

Zu dieser Zeit berichtet ihm eine Verwandte von einem Zeitungsartikel über die Kochsalztherapie. Nach anfänglichem Zögern besorgt er sich schließlich doch einen Termin bei uns in Baden-Baden. Nach dem Betrachten der Röntgenaufnahmen und einer eingehenden Untersuchung, während der ich die Wirbelsäule von Andreas abtaste, muß ich Andreas eröffnen, daß ich ihn zwar nicht heilen, ihm aber zu einem schmerzfreien Leben verhelfen kann. „Das konnte ich nicht glauben: Endlich ein Leben ohne Schmerzen? Auf einmal hatte ich Angst. Ich dachte nur: Hoffentlich lügt mich dieser Mann nicht an; hoffentlich kann er mir tatsächlich helfen.“

Die Krankenkasse ist nicht bereit, die Kosten für die Behandlung zu übernehmen. Doch lieber will Andreas auf sein Erbe oder auf Reisen verzichten als so weiterleben. Seine Familie ist bereit, die Therapie mit ihren Ersparnissen zu finanzieren.

Der erste Therapieerfolg

Beim ersten Behandlungstermin bekommt Andreas 25 Kochsalzinjektionen in den Rücken nahe der Wirbelsäule. Für ihn, der mit Spritzen groß geworden ist, ist das nichts Besonderes. Als er von dieser ersten Behandlung in sein Hotelzimmer zurückkehrt, spürt er eine starke Hitze. Über zwei Stunden hat er leicht erhöhte Temperatur. Nach weiteren sechs Behandlungen spürt Andreas, wie seine Schmerzen nachlassen. „Irgend etwas passierte mit meinem Körper. Meine Hände wurden rot, dann quollen sie auf, dann wiederum wurden sie dünner.“ Während der Behandlung werden die Schmerzen häufig auch stärker als je zuvor. Doch insgesamt werden die Intervalle zwischen den Schmerzschüben immer länger. Zum Ende der Behandlung gehen die Schmerzen zurück, die Fingergelenke sind sichtbar dünner geworden. Noch nimmt er seine Tabletten. Wenige Monate später, im Frühjahr 1993, kommt er noch einmal nach Baden-Baden zu einer Nachbehandlung. Danach läßt er auch die Tabletten weg, denn er spürt nicht mehr den geringsten Schmerz.

Nicht nur die Entzündungen in den Handgelenken sind zurückgegangen, auch die Schwellungen in den Beinen. Nachdem er sich über Monate vergewissert hat, daß dieser Zustand stabil bleibt, wirft er seine orthopädischen Schuhe weg, die er zuvor für die Ausübung seines Berufes brauchte. „Heute brauche ich weder die Schuhe noch die Medikamente. Ich bin nicht mehr so abgespannt wie in den Jahren vor der Kochsalzbehandlung und übe meinen Beruf aus, so wie jeder andere auch.

Mein Allgemeinbefinden ist einfach besser als früher, ich habe eine damals für mich unvorstellbare Lebensqualität gewonnen."

Andreas Pissoke: Kein Einzelfall

Andreas Pissoke ist, das muß man bei diesen scheinbar unglaublichen Krankengeschichten betonen, kein Einzelfall. Vor einiger Zeit kam die vierjährige Tanja mit ihrer Mutter in meine Praxis. Tanja ist ein sehr hübsches, blondes, vitales Mädchen. Wie sonst nur erwachsene Menschen hat sie bereits eine Odyssee an Arzt- und Klinikbesuchen hinter sich, um die schmerzhaften Entzündungen und Folgeerkrankungen ihres juvenilen Rheumas in den Griff zu bekommen. Vor kurzem war sie bereits an einem Knie operiert worden. Es war eine sogenannte Synovektomie vorgenommen worden, d. h. die Chirurgen hatten die Innenschleimhaut aus dem Gelenk entfernt. Das verhinderte zwar weitgehend eine weitere Schwellung des Knies. Doch man konnte jetzt mitverfolgen, wie die Kniegelenksversteifung bei der kleinen Tanja einsetzte. Denn die entfernte Gelenkinnenhaut

schützt und ernährt das Gelenk und die Knorpelschicht von innen. Ist sie entfernt, stellt sich sehr schnell eine Arthrose ein, eine Gelenkversteifung, die letztlich zu einer Zerstörung des Gelenks führt. Nun sollte auch das andere Knie des kleinen Mädchens operiert werden, da es immer dicker wurde. Es war derartig geschwollen, daß es laufend punktiert werden mußte. Ich war aufgrund meiner Erfahrung relativ sicher, daß ich diese negative Entwicklung über die kochsalzbedingte Eindämmung der Entzündungen gut in den Griff bekommen würde. Tatsächlich stabilisierte sich Tanjas Zustand nach der Behandlung.

Nicht nur, daß auf die anberaumte Operation verzichtet werden konnte. Auch die bei ihr bereits diagnostizierten Folgeschädigungen des Rheumas wie Schwellungen der Schilddrüse, Seh- und Hörstörungen und Kiefergelenkschmerzen konnte ich über die entsprechenden Regelkreise an Hals- und Lendenwirbelsäule positiv beeinflussen und abheilen lassen.

Befunde belegen Behandlungserfolg
Mit dem Einverständnis der Eltern wurden alle Befunde von den behandelnden Ärzten wie Kinder- und Augenarzt, Orthopäde und

Internist verglichen und überprüft. Diese Ärzte bescheinigten den Eltern, daß die Kochsalztherapie die körpereigenen Heilungskräfte so aktiviert hat, daß alle Beschwerden des kleinen Mädchens innerhalb weniger Monate behoben waren. Tanja ist inzwischen sieben Jahre alt. Ihre Hausärztin bestätigte, daß Tanja seit der Behandlung, also die letzten drei Jahre, zum erstenmal in ihrem kurzen Leben ohne Beschwerden sei.

Ist Rheuma therapierbar?

Um Mißverständnissen bei Fachleuten und Laien vorzubeugen: Rheuma selbst ist durch die Kochsalztherapie nicht zu therapieren. Denn die Rheuma-Antikörper befinden sich im Blut, und darauf hat die neurotopische Therapie keinen direkten Einfluß. Aber mit der Kochsalztherapie kann grundsätzlich eine körpereigene Heilung der Entzündungen initiiert werden. Die rheumabedingten Beschwerden gehen zurück, und selbst wenn verunstaltete Gelenke vorliegen, die aus medizinischer Sicht schon als degenerative Gelenke betrachtet werden müssen, kehrt die

volle Kraft zurück, und der Patient hat keine Schmerzen mehr.

Therapiegrenzen

Diese Therapieerfolge bedeuten, daß die Rheumapatienten über lange Zeit wieder schmerzfrei leben können. Sie bedeuten nicht, daß sich auch die bisher eingetretenen Gelenkveränderungen heilen ließen. Selbst eine Verbesserung dieser Versteifungen und Narbenzüge ist nicht mehr möglich. Die Heilung rheumatischer Erkrankungen ist insofern immer abhängig vom Grad der Vorschädigung. Ich habe aber festgestellt, daß selbst bei schweren röntgenologischen Befunden noch Hilfe möglich ist, solange jene schweren Entzündungen bestehen, welche die Degenerierung der Wirbelkörper oder Wirbelsäule weiter vorantreiben. Denn ohne Arthritis gibt es keine Arthrose, d. h. ohne eine Entzündung des Gelenks ist auch die schadhafte Umgestaltung des Gelenks nicht möglich. Die Entzündung wird durch das Rheuma schneller erzeugt als durch die normalen Alterungsprozesse. Diese Entzündungen haben aber dann als eigenständige Erkrankungen nichts mehr mit dem Rheuma zu tun.

Polyarthritis

Eine ebenfalls schwere Erkrankung im rheumatischen Bereich bildet die primärchronische Polyarthritis oder die chronische Polyarthritis. Die meisten Rheumaformen verlaufen in diese Richtung, bei der schubartig mehrere Gelenke befallen werden. Maria Zeller war etwa 52 Jahre alt, als sie meine Praxis aufsuchte. Eines Morgens wachte die mit 1,63 m recht kleine, leicht mollige Frau mit Gelenksteifigkeit und schweren Schulterschmerzen auf. Ein scharfer stechender Schmerz durchschoß ihren ganzen Körper, wenn sie auch nur den Versuch machte, ihren Arm zu heben. Sie suchte sofort ihren Hausarzt auf, der eine typische Rheumaschulter diagnostizierte. Sie bekam zunächst kein Cortison. Ihr wurde ein antirheumatisches Mittel gespritzt, und sie mußte starke Schmerzmittel einnehmen. Doch ihre Beschwerden verschlimmerten sich. Plötzlich schmerzte ihr auch der Ellbogen. Nach verschiedenen Untersuchungen bestätigten ihr der Internist und Rheumatologe, daß die Ursache ihrer Erkrankung ein typisches Rheuma, also eine rheumatische Arthritis wäre, bei der die Gelenke mit einem

plötzlichen Schub befallen würden. Schon der Rheumatologe – so berichtete mir diese Patientin – hatte sie nach ihren Vorbeschwerden gefragt. Maria Zeller erzählte ihm, daß sie ihr ganzes Leben Ischias- und Migräneschmerzen gehabt hätte. Nur seien diese Beschwerden zuvor nie so extrem schmerzhaft gewesen. In den folgenden Tagen griff das Rheuma mehrere Gelenke an. Den Ärzten blieb jetzt nichts mehr anderes übrig, als Cortison einzusetzen. In dieser Situation ist Cortison das Mittel der Wahl, um Herr dieser harten Aggressionsschmerzen und Aggressionsentzündungen zu werden. Als ihr diese Behandlung nur wenig half, suchte mich Maria Zeller auf Rat von Freunden auf, die ich Jahre zuvor behandelt hatte. Ich untersuchte sie und stellte fest, daß an der Lenden- und Halswirbelsäule viele Entzündungsbereiche vorlagen.

Kochsalzbedingte Rheumaschübe

Ich habe Maria Zeller dann zwölfmal behandelt. Das verlief nicht ganz schmerzfrei. An Nervenumgebungen, die nicht entzündet sind, verursacht das körpereigene Salzwasser bei der Injektion keinen Schmerz. Es schmerzt nur, wie ich bereits ausführte, wenn es in entzündete Nervenbereiche gespritzt wird. Mit Hilfe dieser Reaktion kann ich über meine erste Tastdiagnose hinaus in einer Einstichtiefe von 40 mm sehr genau feststellen, ob um diesen Nerv eine Entzündung besteht. Auffällig ist, daß ganz offensichtlich immer dann ein Rheumaschub vorliegt, wenn die Nerven nach der zweiten und dritten Kochsalzbehandlung alle gleichermaßen schmerzen. Das ist bei Nichtrheumatikern, die z. B. nur Entzündungen um die Bandscheiben herum aufweisen, anders. Bei ihnen verlaufen die therapiebedingten Schmerzen während des Heilungsprozesses wellenförmig auf und ab.

Mit der Kochsalztherapie löse ich gleichsam einen Rheuma-Dauer-Schub aus. Durch die Natrium-Aktivierung der Nervenpumpe öffnen sich Tausende von kleinen Äderchen, die bis dahin „verklebt" waren. Dadurch hat das Blut wieder Zugang zu den entzündeten Wirbelsäulenstrukturen. Das bedeutet bei Rheumatikern aber auch, daß die im Blut vorhandenen Antikörper ebenfalls dorthin gelangen und das Knorpelgewebe reizen. Dieser Schmerz – den ich an ca. 6500 Rheumapa-

tienten beobachten konnte – ist meist intensiver als der spätere Heilschmerz. Er belegt besser als jede Laboruntersuchung und jeder Rheumafaktor, daß ein Patient Rheuma hat.

Gelenke schwellen ab, Schmerzen bleiben

Maria Zeller konnte zwar mitverfolgen, wie sich die schlimmen Gelenkschwellungen zurückbildeten. Allerdings verspürte sie nicht die geringste Linderung ihrer Schmerzen. Ich wußte, daß auch Maria Zeller erst vier bis sechs Wochen nach der letzten Spritze und therapieförderndem trockenen Wetter den Heilerfolg spüren würde. Diese Prognose entsprach meinem Ablagerungsmodell. Demnach muß die Durchblutung nicht nur aktuelle, sondern auch alte Entzündungen abbauen, die von der Natur nicht ausgeheilt wurden. Vielmehr hat die Natur eine Schutzschicht über die Ablagerungen gelegt, sie gleichsam „eingefroren". Erst durch die neurotopische Therapie werden diese verschiedenen Ablagerungsebenen aufgeweicht und abgetragen. So erklärt sich das Auf und Ab des Heilungsverlaufes, wie er bei Maria Zeller und fast allen Patienten zu beobachten war. Nach sieben Wochen waren ihre Schmerzen wie weggeflogen. Aufgrund ihres schwer aggressiven Rheumas stimmte sie einer Nachbehandlung nach zwölf Wochen zu. Ich behandelte sie noch einmal in sechs Sitzungen. Das war in diesem Fall notwendig, um weitere Fortschritte der Heilung zu initiieren. Nach dieser Auffrischung war Maria Zeller von ihren Schmerzen befreit. In den nächsten zweieinhalb Jahren trat nicht einmal bei feuchtem Wetter auch nur der geringste Rheumaschub auf.

Erfolgsquote bei Polyarthritis
Auf die Kochsalztherapie reagieren die Patienten im ersten halben Jahr mit recht unterschiedlichem Erfolg. 80 Prozent der Patienten fühlen sich im Laufe von fünf bis sieben Wochen nach der Therapie (zwölf Sitzungen) wieder wohl und bleiben von weiteren Gelenk-Rheumaschüben verschont. 90 Prozent der restlichen 20 Prozent brauchen eine Auffrischungsbehandlung. In besonders hartnäckigen Fällen dauert es ein halbes bis ein Jahr, bis die Entzündungen abgeheilt sind. Nur in Einzelfällen sind mehrere Auffrischungsbehandlungen notwendig, vornehmlich dann, wenn die Vorschädigungen bei

diesen Patienten z. B. durch Arthrosen sehr ausgeprägt waren.

Wissenschaftliche Beweise

Was soll Kochsalz bewirken?

Seit ich mir Gedanken über die mögliche Wirkung von Kochsalz auf die Wiederherstellung der Nervenelektrizität machte, höre ich von Wissenschaftlern aus der Pathologie und Neurologie immer wieder: „Den Nerven Natrium-Ionen zuzuführen, das bringt doch nichts! Das sind hochkomplexe Mechanismen, die nicht von Natrium-Ionen, sondern von anderen Wirkstoffen gesteuert werden." Nun bin ich Arzt und weiß, daß dort komplexe Mechanismen ablaufen. Etwa zehn Stoffe wie z. B. Serotonin, Histamin oder die Bradikinine sind dort wirksam. Bei diesen handelt es sich um Hormone, die meines Erachtens nur eine Reaktion auf die um den Nerv vorhandenen Gewebeentzündungen darstellen. Die Entzündungssäuren binden die für die Nerven wichtigen Natrium-Ionen. Nur durch die neurotopische Therapie kann dieses Defizit an Natrium-Ionen wieder ausgeglichen werden. Wenn andere Ärzte und Wissenschaftler tatsächlich der Ansicht sind, daß

Natrium-Ionen keine Wirkung haben: Warum mißt man dann nicht im Patienten die Wirkung von Natrium-Ionen auf die Nervenfunktion?

Meine Therapie beruht auf Erfahrung

In meiner Praxis führe ich eine Statistik über alle Patienten, die ich behandele. Ich habe aber nicht das Personal, um Tausende von Patienten mit ihren spezifischen Krankheitsbildern über Jahre hinweg statistisch begleiten zu können. Lediglich die Patienten, die mindestens sechs Behandlungen absolviert hatten, nachuntersucht wurden und von anderen medizinischen Institutionen „Erfolgsnachweise" bekamen, sind in meinen Statistiken berücksichtigt und werden für die internationalen Kongresse verwendet. Meine Medizin beruht auf Erfahrung, die ich in all den Fällen statistisch erfaßt habe, in denen sich bestimmte Krankheitsbilder wie z. B. Rheuma, Bandscheibenvorfälle oder Diabetes gegenüber anderen Erkrankungen des Patienten streng abgrenzen ließen. In diesen empirischen Belegen sehe ich einerseits die Möglichkeit, meinen Patienten den Erfolg dieser Behandlung zu veranschaulichen. Andererseits dokumentieren sie, wie sinnvoll und notwendig es wäre, diese patientenschonende Therapie auch im Rahmen der Grundlagenforschung zu untersuchen.

Forschung: Nicht Aufgabe des Praxisarztes

Als Praxisarzt habe ich nicht die instrumentellen, technischen und finanziellen Möglichkeiten einer Universität, um derart komplizierte und teure Untersuchungen durchzuführen. Ich bin nicht ausgerüstet wie ein Institut für Neurologie oder Neuro-Physiologie, die auf diese Forschungsfragen spezialisiert sind. Das ist und kann auch gar nicht die Aufgabe eines Arztes, eines Schmerztherapeuten, sein. Dafür gibt es die Grundlagen- und klinische Forschung an den Universitäten. Ich kann der Wissenschaft nur empirische Werte liefern, welche Erkrankungen mit meiner neurotopischen Therapie geheilt werden können und welche nicht. Ich nehme also nicht in Anspruch, die Kochsalztherapie wissenschaftlich eindeutig bewiesen zu haben. Ich gebe nur

meine Erfahrungen wieder und erwarte, daß eindeutig nachweisbare Erfolge von einer Universität exakt erforscht werden. Doch gerade hier werden die Erfolge mit der Kochsalztherapie seit Jahren einfach ignoriert, obwohl ich eine Fünf-Jahres-Statistik nachweisen kann.

Keine wissenschaftliche Neugier

In Gesprächen mit deutschen Professoren kommt immer wieder zum Ausdruck, daß überhaupt kein Interesse besteht, die Wirkung der neurotopischen Therapie zu erforschen. Nicht einmal ein Ansatz von wissenschaftlicher Neugier besteht dieser patientenschonenden Therapie gegenüber. Trotz der tiefsitzenden Skepsis dieser Behandlungsmethode gegenüber, fühlte sich bisher die Wissenschaft noch nicht einmal verpflichtet, wenigstens nachzuweisen, daß Natrium-Ionen *keinen* Beitrag zur Aktivierung der Nerven leisten.

Entzündungen: Forschung an der Leiche

Die Wirkung von Ablagerungen und Abrieben kann man in der Pathologie ohne Probleme studieren. Untersucht man das Gewebe der Bandscheiben und der abgehenden Nerven unter dem Mikroskop, dann sieht man, wenn z. B. ein Bandscheibenvorfall vorhanden war, daß fast alle Äderchen in diesem Gewebe verschlossen sind. Dies hat eine Übersäuerung zur Folge, die sich durch Anwendung bestimmter Färbemittel visualisieren läßt – ein schlüssiger Beweis dafür, was passiert, wenn die Durchblutung um den Nerv herum zusammenbricht. Ob dies durch Abrieb an der Wirbelsäule oder durch die vermehrte Anhäufung von Ablagerungen über den Rheuma-Prozeß geschieht, spielt keine Rolle. Auf jeden Fall entstehen dort Entzündungen. Durch sie sind die Nerven nicht mehr in der Lage, die notwendigen elektrischen Impulse abzugeben. Durch die Natriumzufuhr an den Nerven werden diese Entzündungen abgebaut.

Wissenschaftliche Möglichkeiten

Man könnte die Nerven-Aktivitäten messen. Die Neurologie ist heute in der Lage, elektrische Impulse beim Menschen mittels Mikroelektroden zu erfassen. So könnte überprüft werden, daß der Nervus tibialis – ein Nebenast des Ischiasnervs, der sich in den Oberschenkel herunterzieht und im Knie teilt – im geschädigten Zustand nur eine Elektrizität von beispielsweise 40 Prozent abgibt. Wenn man den entsprechenden Lendenwirbelsäulennerven Kochsalz, also Natrium-Ionen zuführen würde, könnte man am Knie am Nervus tibialis mittels einer Mikroelektrode messen, ob dieser Nerv wieder 100 Prozent Elektrizität abgibt. Diese, wenn auch hier nur vereinfacht dargestellte Methode wäre für Wissenschaftler ohne weiteres durchführbar.

Wissenschaftlicher Beleg vorhanden

Vor wenigen Jahren hat das Max-Planck-Institut für Hirnforschung in Köln die Durchblutung und Umblutung am Nerv gemessen. Dort wurde festgestellt, daß die Ionen-Pumpen ihre Tätigkeit an der Nervenmembran einstellen und dadurch kein Elektropotential mehr entsteht, wenn die Durchblutung am Nerv von 50 auf unter 10–12ml/100g/min. herabsinkt. Gemessen wurde dies an den Hirnnerven. Doch ich denke, daß man diese Aussage für Nerven allgemein machen kann.

Doch wodurch sinkt die Durchblutung? Ich habe im Institut nachgefragt, warum nur die Umblutung und Durchblutung am Nerv, nicht aber die Natrium-Ionen-Konzentration am

Nerv gemessen wurde. Denn meines Erachtens stellen die Ionenpumpen ihre Tätigkeit ja ein, weil ihnen die Natrium-Ionen fehlen. Dies hielten die Wissenschaftler ohne jeden Nachweis jedoch nicht für möglich.

Placebo-Effekt?

So bleibt es beim Vorwurf, daß alle – auch die in diesem Buch geschilderten – körpereigenen Heilungen ausschließlich auf einem Placebo-Effekt beruhten. Doch dieser Einwand greift in keiner Weise. Denn gerade ein Placebo-Effekt – und daran erinnere ich meine Kritiker immer wieder – hält nie lange an; vor allem nicht bei Tausenden von Patienten. Die persönliche Zuwendung, die Übertragung und Gegenübertragung von Arzt und Patient kommt ja nur kurzfristig zustande. Selbst wenn diese Zuwendung einen positiven Effekt hat: Sie kann nie lange anhalten, da irgendwann das organische Leiden wieder überwiegt.

Gutachter nicht interessiert

In den zwölf Jahren meiner erfolgreichen Praxis mußten immer wieder Ärzte oder Krankenkassenfunktionäre über die Finanzierung dieser Therapie entscheiden. Denn viele Kassenpatienten sahen und sehen nicht ein, daß sie die neurotopische Therapie, die sie als einzige Behandlung geheilt oder schmerzfrei gemacht hatte, nun alleine bezahlen sollten. In den meisten Fällen gaben die Kassenfunktionäre Gutachten in Auftrag. Fachleute wie Orthopäden wurden gefragt, ob und was Kochsalz wohl bei Bandscheibenbeschwerden nutzen könnte. Die Gutachter, die sich weder über meine Methode informiert noch mit den physiologischen Mechanismen hierüber beschäftigt hatten, sagten aus, daß die neurotopische Therapie nach derzeitigem ärztlichen Wissensstand nichts bewirken kann. Eben weil sie ausschließlich vom derzeitigen Stand des schulmedizinischen Wissens ausgingen, kamen sie immer wieder zu dem Schluß: alles Placebo!

Dokumentation der Kochsalztherapie

Aufgrund dieses wissenschaftlichen Desinteresses sah ich mich veranlaßt, viele Patienten nach erfolgter Abheilung der Symptome oder nachweislicher kausaler Heilung zu einem unabhängigen Facharzt zu schicken. Ihr Zustand vor meiner Therapie war objektiv durch Anamnese und Arztbriefe meiner Kollegen dokumentiert. So habe ich z. B. Asthmapatienten zu einem Lungenfacharzt geschickt. Ich habe ihnen die Kosten für mehrere Behandlungen erlassen und diesen Arztbesuch mit allen erforderlichen klinischen Nachweisen finanziert. Die Untersuchungsbelege, daß diese Patienten alle wichtigen Lungenfunktionsprüfungen bestanden und wieder gute Lungenwerte hatten, sind Belege für die ausgezeichnete Wirkung der neurotopischen Therapie. In vielen Fällen informierten mich auch meine Patienten schriftlich über die Untersuchungen, die ihre Fachärzte nach meiner Behandlung gemacht haben. Dort war häufig zu lesen, daß Befunde aus offenbar unerklärlichen Gründen nicht mehr vorhanden seien. Eine weitere Quelle, die mir objektive Belege für die Wirksamkeit meiner Therapie bot, waren – wenn auch unfreiwillig – Universitätskrankenhäuser. Sie bestätigten mir im Anschluß an meine Behandlung z. B. in Arztbriefen, daß ein diagnostizierter Bandscheibenvorfall inklusive der Sequester, also der Trümmer, nicht mehr vorhanden sei und der Patient keine Beschwerden mehr habe. So wurde mir bestätigt, daß ich Menschen mit dieser Methode heilen konnte, da gleichzeitig keine andere Therapie oder unterstützende Medikationen vorgenommen worden waren.

Privat finanzierte Forschung

Trotzdem gebe ich mich nicht mit dem Status quo zufrieden. Ich fühle mich allen Patienten verpflichtet, meine Therapie ständig zu verbessern. Und das kann ich nur, wenn ich noch mehr über das Zusammenspiel von Nerven und Natrium-Ionen erfahre. Deshalb habe ich in Moskau die Akademie der Wissenschaften beauftragt, Isotopenversuche zu machen. Erste Kochsalzinjektionen mit markierten Isotopen zeigen, daß innerhalb von zehn Minuten nach der Injektion eine Überwärmung um die Bandscheibe herum sowie im Versorgungsgebiet des Nervs, also z. B. die Lunge, stattfindet. Dieser Versuch widerlegt die Annahme vieler Orthopäden und Neurologen, daß nicht die Natrium-Ionen, sondern alleine die Reizung z. B. der kleinen Äderchen zu ihrer Vergrößerung und damit stärkeren Durchblutungstätigkeit (Hyperämie) führt.

Die Entwicklung geht weiter

Für einen Praxisarzt ist es sehr mühsam und aufwendig, wissenschaftliche Beweise zu erbringen, denn der Praxisalltag geht weiter. Die großen Erfolge mit der Kochsalztherapie haben sich herumgesprochen. Obwohl ich meine Kassenzulassung seit dreizehn Jahren ruhen lasse und meine Patienten nur privat behandle, kommen Menschen aus allen Gesellschaftsschichten zu mir, vom Minister aus Saudi-Arabien bis zum Briefträger aus Potsdam. Im Laufe der Jahre zeichneten sich drei Behandlungsmodelle ab, die ich heute nicht mehr nur bei Rheuma oder Bandscheibenvorfällen, sondern auch zur Heilung innerer Organe anwende.

Die drei Behandlungsmodelle

Ausgangspunkt für die neurotopische Therapie: Die Wirbelsäule

Die Wirbelsäule ist gleichzeitig Körperstütze und – über das Rückenmark – Verlängerungsstrecke für die Befehle des Hirns. Der Arzt, der diese Verlängerungsstrecke der Körper-Schaltzentrale genau kennt, weiß, an welcher Stelle der Wirbelsäule die Abzweigungen für den Beinbereich liegen, wo die Magen- und Darmnerven von der Brustwirbelsäule abgehen und wo von der Halswirbelsäule jene Nerven abzweigen, die Herz und Lunge versorgen. Dies ist das sogenannte motorische Nervensystem. Es hat nichts mit dem vegetativen Nervensystem zu tun, zu dem Hirnnerven wie z. B. der Vagusnerv gerechnet werden, die den direkten Kontakt zwischen Hirn und Organen herstellen. Nur das motorische Nervensystem kontrolliert die Durchblutung und dies fast ausschließlich von der Wirbelsäule aus. Diese Nerven steuern die Kleinstgefäßdurchblutung, die sogenannte Mikrozirkulation, für alle inneren Organe, für die Muskeln und Gelenke.

Erstes Behandlungsmodell

Das erste Behandlungsmodell praktizierte ich wie geschildert zum erstenmal 1982. Es betrifft allein das orthopädische Gerüst. Damals wollte ich mit der Kochsalztherapie nur Rückenschmerzen heilen. Beim ersten Modell waren Lenden- und Halswirbelsäule, die zwei Hauptregelkreise für die motorischen Nerven, Ansatzort meiner Therapie. Die dort vorhandenen Nerven sind an der Durchblutung maßgeblich beteiligt, da sie über elektrische Impulse die Mikrozirkulation im abhängigen Organ, im Muskel oder Gelenk, steuern. Die Wirkung der neurotopischen Therapie zeigte, daß der Einfluß auf diese Hauptregelkreise über die Bahnen des Rückenmarkes wechselseitig sein kann, wie das Beispiel des Züricher Hoteliers veranschaulichte. Allein die Behandlung der Lendenwirbelsäule hatte positive Auswirkungen auf den Kopf- und Schulterbereich, der normalerweise von der Halswirbelsäule aus behandelt würde.

Zweites Behandlungsmodell

Das zweite Modell entwickelte sich 1986 aus der mittelbaren Erfahrung und Resonanz von Ärzten und Patienten. Einerseits bemerkte ich, daß bei Behandlungen bestimmter Wirbelsäulenabschnitte plötzlich auch z. B. chronische Entzündungen an den Mandeln nicht mehr auftraten oder sich die Immunabwehr meiner Rückenpatienten insgesamt verbesserte. Andererseits berichteten Patienten nach erfolgter Kochsalztherapie, daß die Behandlung nicht nur ihre Rückenschmerzen geheilt, sondern sich auch positiv auf Herz, Galle, Leber oder Darm ausgewirkt hätte. Hausärzte und Orthopäden, Kinderärzte und Internisten bestätigten mir diese „Nebenbefunde". Ganz offensichtlich konnten durch die neurotopische Therapie auch innere Organbeschwerden geheilt werden. Im nachhinein betrachtet ist diese Wirkung eigentlich gar nicht erstaunlich. Denn die Nerven werden ja von der Wirbelsäule über große Nervengeflechte in entsprechende Organbereiche „verschaltet". Die Nerven wandern von hier in die Lunge, in den Magen, in den Darm, in die Leber usw. Darüber hinaus gibt es die großen Nervengeflechte u. a. im Halsbereich, im Bauch-

raum und im Sakralbereich, wo sie für das ganze urologische und gynäkologische Feld und die Sexualorgane zuständig sind. Wenn ich mit diesem zweiten Behandlungsmodell entsprechend eine chronische Bronchitis heilen will, dann muß ich mit meiner Therapie an der Halswirbelsäule ansetzen. In diesem Fall aktiviert die neurotopische Therapie die zum Krankheitszeitpunkt eingeschränkten Signale, die von der Halswirbelsäule zur Lunge gehen und dort die Durchblutungsaktivität steuern, wieder zur vollen Leistungskraft. Auf dieselbe Weise ist es möglich, über die Lendenwirbelsäule z. B. auch Darm- oder Blasenentzündungen zu therapieren.

Drittes Behandlungsmodell

Das dritte Modell zeichnete sich 1989 ab. Es betrifft sogenannte Problembereiche, von denen man nie annehmen würde, daß sie durch eine Entzündung entstanden waren und mit Hilfe einer Durchblutungsänderung beeinflußt werden könnten. Dabei handelt es sich z. B. um den „heißen Knoten" (vgl. Seite 100) in der Schilddrüse sowie in der Prostata. Dort spricht die klassische Medizin zwar nicht vom heißen Knoten, aber letztlich wirkt die

Prostata aufgrund ihrer Funktionsweise wie eine Schilddrüse. Prostata und Schilddrüse werden mit der gleichen neurotopischen Therapie behandelt. Die Schilddrüse erreiche ich von der Halswirbelsäule und die Prostata von der Lendenwirbelsäule aus.

Hals- und Lendenwirbelsäule

Alle Arten von Erkrankungen, die für die neurotopische Therapie in Frage kommen, werden nur über den Rücken therapiert. Ich setze ausschließlich Injektionen an die Nerven der Halswirbelsäule und der Lendenwirbelsäule. Die Lendenwirbelsäule behandle ich grundsätzlich zuerst. Wenn der Spinalnerv (z.B. der Ischiasnerv) am Austritt an der Bandscheibe schon entzündet ist, dann liegen auch an der Halswirbelsäule in der Regel Entzündungen vor, vorausgesetzt das Leiden an der Lendenwirbelsäule bestand bereits über lange Zeit. Der Lenden- und Halswirbelsäulenbereich muß als ein Verbund, als eine Ganzheit betrachtet werden. Um eine langanhaltende körpereigene Heilung zu erzielen – sei es für die Bandscheibe oder für die inneren Organe – muß sie über diese beiden Regelkreise initiiert werden.

Von der Lendenwirbelsäule aus behandelt

Eine Behandlung der Lendenwirbelsäule ist bei allen Krankheitsgruppen angezeigt, die im engeren oder weiteren Sinne mit dem Ischias zu tun haben. Dazu gehören die Lumbalgie, Ischialgie, Lumbo-Ischialgie und jene Pseudolähmungen, deren Befund auf einem Bandscheibenvorfall beruht. Darüber hinaus zählen dazu Entzündungen der Hüftgelenke, der Knie- oder Sprunggelenke und der Füße. Im Rahmen dieser Behandlungsform lassen sich Entzündungen der Sexualorgane im kleinen Becken sowie chronische Darm- und Blasenentzündungen heilen. Bei Prostatitis und Nebenhodenentzündungen konnte ich Männern die häufig bereits vorgesehene Operation ersparen. Bei Frauen behandele ich Entzündungen der Eierstöcke oder der Gebärmutter (Adnexitis) mit sehr großem Erfolg.

Im folgenden möchte ich einige Behandlungsverläufe schildern, die in den bisherigen Patientenschicksalen noch nicht zur Sprache kamen.

Darmentzündungen: Colitis ulcerosa

Frank Wiesmann war Anfang Vierzig und leitete die Autoflotte einer Rundfunkanstalt. Jahrzehntelang chauffierte er selber. In den letzten acht Jahren litt er an Colitis ulcerosa. Von heute auf morgen bekam er plötzlich schleimige, wässrige Durchfälle, die sich von sechs- bis achtmal pro Tag auf 25mal steigerten. Nach der Diagnose wurden ihm Cortisongaben, Adzulfidine® und ähnliche Mittel verordnet. Doch es trat in den ganzen Jahren so gut wie keine Besserung ein. Ich vertrete inzwischen die Überzeugung, daß diese Medikamente letztlich nicht viel bewirken können. Die Natur selber steuert gegen diese Entzündungen im Darm an, bekommt sie manchmal sogar für einige Zeit in den Griff. Da sind entsprechende Medikamente mit ihren weitreichenden Nebenwirkungen eher schädlich, als daß sie nutzen. Trotzdem muß diese Krankheit sehr genau beobachtet werden. Denn wie der Name Colitis ulcerosa sagt: Der Colon, der Darm also, ist mit kleinen Geschwüren übersät, die wie beim Magengeschwür in der Darm-Schleimhaut sitzen. Und ebenso wie beim Magengeschwür kann natürlich auch die Darmwand durchbrechen. Durch dieses Loch erreicht der Stuhlgang den Bauchinnenraum. So kann eine Sepsis entstehen, die in wenigen Stunden auf den ganzen Körper übergreift und zum Tode führt. In diesem Fall muß schnellstens operiert werden.

Frank Wiesmann kam zu mir, weil er gehört hatte, daß wir mit Hilfe der neurotopischen Therapie Darmentzündungen sehr gut abheilen können. Bei der Voruntersuchung stellte ich fest, daß Entzündungen um die Nerven der Lenden- und Halswirbelsäule herum bestanden. Diese Entzündungen sind die Ursache vieler Darmerkrankungen. Die Nerven an der Wirbelsäule geben dadurch zuwenig Elektrizität in den Darm ab. Er wird nicht mehr ausreichend durchblutet. Die kleinen Äderchen verkümmern und degenerieren. Darmerkrankungen wie Colitis ulcerosa oder Morbus Crohn sind dadurch charakterisiert, daß sie sehr schwierig, d. h. nur symptoma-

tisch zu therapieren und kaum in den Griff zu bekommen sind, zumal wahrscheinlich auch eine angeborene Komponente (Allergie) eine Rolle spielt. Doch mit Hilfe der neurotopischen Therapie lassen sich diese Erkrankungen in ihren Symptomen abheilen oder zumindest über Jahre hinaus lindern. Ich setzte die Kochsalzspritzen an der Lendenwirbelsäule. Von dort ziehen die Nerven in den Darm und steigern die Durchblutung wieder von 25 auf 100 Prozent. Die Wirkung der Behandlung zeigte sich bei Frank Wiesmann sofort. Zum erstenmal nach acht Jahren hatte er einen fest geformten Stuhl. Dieser Erfolg ließ sich nicht sofort stabilisieren. Dennoch reduzierte sich bereits im Laufe der Therapie die Häufigkeit von 25 Durchfällen pro Tag auf 10–12 Durchfälle, teilweise hatte er geformten Stuhl. Drei Monate später gehörte die Darmerkrankung für Frank Wiesmann nach acht Jahren endlich der Vergangenheit an.

Blasenentzündungen bei älteren Frauen

Ein Drittel aller älteren Frauen über 65, die meist wegen Rheumaerkrankungen oder Entzündungen am orthopädischen Gerüst meine Praxis aufsuchen, sprechen mich darauf an, daß sie auch unter einer Blasenentzündung leiden. Es ist natürlich für jeden Menschen äußerst unangenehm, dauernd die Toilette aufsuchen zu müssen. Hinzu kommt, daß die chronische Entzündung der Blase häufig zu einem kaum spürbaren unkontrollierbaren Urinfluß (Inkontinenz) führt. Eine Erklärung für die „Rcizblasc" ist der Mangel an Sexualhormonen, der mit der Menopause einhergeht und zu einer eingeschränkten Funktionstüchtigkeit der Blasenschleimhaut führt. In der Folge entsteht die Reizblase, da sich Keime etablieren können, die eine Entzündung verursachen, die wiederum wegen der geringen Duchblutung der Blasenwand nicht mehr so gut abheilt. Die meisten Frauen, die mich vor ihrer Behandlung noch um Rat gefragt hatten, stellten fest, daß ihre altersbedingte Blasenentzündung im Rahmen der neurotopischen Therapie ihres Rheuma- oder orthopädischen Leidens mit behoben wurde.

Sprunggelenke

Vor zehn Jahren meldete sich in meiner Praxis ein damaliger Trainer der deutschen Eiskunstlauf-Nationalmannschaft. Eines der Mädchen hatte wahnsinnige Schmerzen im rechten oberen Sprunggelenk. Ihre Füße paßten nicht mehr in die Schlittschuhe. Sie hatte bereits versucht, mit halb aufgeschnittenen Schuhen zu trainieren. Doch sie kippte immer wieder um, konnte keine Pirouetten oder gar Sprünge mehr ausführen.

Zu diesem Zeitpunkt nahm sie bereits Cortison. Doch ihre Füße schwollen nicht mehr ab, weil Cortison zwar im Akutfall hilft, aber keine kausale Heilung veranlaßt. Ich habe erst später bei Tänzerinnen, die meine Praxis aufsuchten, solch deformierte Füße gesehen wie bei dieser Eiskunstläuferin. Das harte mehrstündige tägliche Training hatte die Sprunggelenke verunstaltet, sie waren degeneriert und teilweise sogar verwachsen. Diese Eiskunstsportlerin sollte in sechs Wochen an einem Länderwettbewerb gegen Italien teilnehmen. Das war eigentlich zu diesem Zeitpunkt unvorstellbar, denn dafür hätte sie jeden Tag hart trainieren müssen. Nach der sechsten neurotopischen Behandlung gingen die Schwellungen zurück und mit ihnen auch die Schmerzen. In diesem Stadium machte die Eisläuferin einen großen Fehler: Sie nahm wieder ihr volles Trainingsprogramm auf – eine fatale und irrationale Reaktion. Eine derartige Überreaktion konnte ich bei meinen Patienten immer wieder feststellen. Spürten sie nach den langen Schmerzzuständen auch nur einen Hauch von Linderung, dann meinten sie, sofort wieder Bäume ausreißen zu können. Die Eiskunstläuferin lag bereits am nächsten Tag wieder auf dem Krankenbett. Jetzt erst beherzigte sie meinen Ratschlag, dem ganzen Körper Ruhe zu gönnen, um die volle Kraft wiederzugewinnen. Nach weiteren zwei Wochen Schonung und intensiver Therapie wurde ihr Sprunggelenk relativ schnell wieder durchblutet. Der rasche Therapieerfolg war in erster Linie darauf zurückzuführen, daß diese Frau noch sehr jung war und ihr Gewebe entsprechend regenerationsfähig. An dem Länderwettbewerb nahm sie, trotz des durch die Therapiezeit eingeschränkten Trainings, noch mit gutem Erfolg teil.

Hodenentzündungen

Eines Tages suchte ein junger Mann meine Praxis auf. Jürgen Tischler war sehr deprimiert. Seit einem dreiviertel Jahr bereits hatte er unerträgliche Schmerzen im Hoden. Tag und Nacht peinigte ihn der stechende Schmerz in diesem sensiblen Organ. Jürgen Tischler konnte weder schlafen noch arbeiten. Er konnte kaum liegen oder stehen. Kurz: Jede Körperbewegung war für ihn mit Schmerzen verbunden. Geschlechtsverkehr mit seiner Partnerin war unmöglich. Keiner der Urologen, Neurologen und Internisten, die er inzwischen aufgesucht hatte, konnte ihm helfen. Sie hatten eine Hodenentzündung diagnostiziert und Jürgen Tischler offenbart, daß diese Erkrankung nicht mit Antibiotika geheilt werden könnte, da es sich nicht um eine bakterielle Entzündung handelte. Man verschrieb ihm Cortison, das ihm aber so gut wie keine Linderung verschaffte. Ich therapierte Jürgen Tischler über den Sexualnerv, den Pudendus-Nerv, der im Kreuzbein vom Sakralgeflecht abgeht, und über den Genitus-femoralis-Nerv, der Hoden und Nebenhoden usw. beim Mann beeinflußt. Die Geduld von Jürgen Tischler zahlte sich aus. Bei dieser Erkrankung war mit einer sofortigen Schmerzlinderung oder gar Heilung nicht zu rechnen. Erst nach der zehnten Behandlung spürte er, daß sich sein Befinden schrittweise verbesserte. Danach dauerte es noch ein halbes Jahr, bis er wieder ganz normal ohne Schmerzen leben konnte.

Prostataentzündung

72 Jahre alt war der prominente Zeitungsverleger, als er mich in meiner Praxis aufsuchte. Die Mittel der klassischen Medizin gegen seine Beschwerden waren ausgeschöpft. Eine Entzündung der Prostata machte ihm seinen Ruhestand zur Qual. Ein dumpfer Eingeweideschmerz, der in den Schritt drückte, war sein ständiger Begleiter. Selbst auf noch so kurzen Autobahnfahrten mußte er an jeder Raststätte anhalten und die Toilette frequen-

tieren. Und doch leerte sich die Blase nie vollständig, weil die Prostata den Blasenausgang bereits hochdrückte. Im Extremfall kann sich dieser „Restharn" von der Blase über die Harnleiter bis in die Niere zurückstauen. Eine solche Wasserniere kann sich entzünden und zu einer Schrumpfniere entwickeln. Mein prominenter Patient wußte das, denn er hatte mir die Befunde und Aufnahmen von seinem Urologen mitgebracht. Auf dem Ultraschallbild war deutlich zu erkennen, daß die Prostata sich um das Dreifache ihres Normalzustandes vergrößert hatte. Mein Tastbefund bestätigte dies. Es zeigte sich, daß der Patient einen Restharn von 120 ml hatte. Normalerweise hat ein Mensch keinen Restharn oder in fortgeschrittenem Alter eine Menge von nur 20 ml. Der Gesamteindruck deutete darauf hin, daß es sich in diesem Fall nicht nur um eine akute, sondern auch eine chronische Prostatitis handelte. Die Entwicklung zu einer chronischen Prostatitis kann über 35 Jahre dauern, ehe sie sich mit zunehmendem Alter derart bemerkbar macht. Dann besteht die Gefahr, daß sich über die Prostatitis eine Vergrößerung der Prostata, ein sogenanntes Prostata-Adenom etabliert. Das wollte mein Patient vermeiden, ohne einen chirurgischen Eingriff vornehmen zu lassen. Denn bei der sogenannten Prostata-Hobelung besteht durch die zwangsläufige Verletzung des Nervengewebes immer die Gefahr von Impotenz und Inkontinenz. Und eine weitere Beeinträchtigung seiner Vitalfunktionen, die ohnehin schon durch das Prostataleiden gegeben war, wollte der Patient nicht riskieren.

Die akute Prostatitis war nach drei Sitzungen zurückgegangen und heilte ab. Um das chronische Geschehen in den Griff zu bekommen, führte ich zwölf Behandlungen vom Rücken aus durch, so daß diese Nerven wieder normal arbeiten konnten und den urologischen Organen zu einer besseren Durchblutung verhalfen und somit die Heilung eingeleitet wurde. Bei dieser Behandlung, setze ich zusätzlich Kochsalzspritzen an die umgebenden Kapselnerven der Prostata. In diesem Fall behandle ich meine Patienten auf dem gynäkologischen Stuhl. Mit Blindpunktion gehe ich über den Schritt direkt an die Prostata-Kapsel. Sterilität und eine hervorragende Technik ist für diese Injektion absolute Voraussetzung. Ich aktiviere diese Kapselnerven,

damit die Durchblutung der Prostata auch lokal gestützt wird. Das ist für die zwei, drei, manchmal vier Sekunden der jeweils vier Injektion sehr schmerzhaft. Aber es ist auch sehr effektiv. Das bestätigten mir nicht nur berühmte Zeitgenossen, sondern über achtzig Prozent der 1400 Prostatapatienten, die ich in den letzten Jahren erfolgreich behandeln konnte. Zwei bis drei Wochen nach der letzten Behandlung geht es diesen Patienten sehr viel besser, d. h. sie brauchen nicht mehr an jeder Raststätte anzuhalten und können nachts endlich wieder durchschlafen, ohne fünf- bis sechsmal zur Toilette gehen zu müssen.

Adenome

Durch Entzündungen der Prostata wie der Schilddrüse verkleben dort viele Äderchen. Es kann sich eine äußerst aktive Zellanhäufung bilden, ein sogenanntes Adenom. Man spricht von sogenannten „kalten" und „heißen" Knoten. Mit der neurotopischen Therapie lassen sich die heißen Knoten sowohl in der Schilddrüse wie auch in der Prostata erfolgreich behandeln. Normalerweise werden die Patienten sofort zum Chirurgen geschickt, damit er diese Geschwülste entfernt. Doch warum? Von der Pathologie weiß man heute, daß ein autonomes Adenom, wenn es zehn Jahre besteht, häufig in Krebs entarten kann. Das ist dann der Fall, wenn die Natur es nicht schafft, diese Strukturen in minderwertiges Gewebe (Bindegewebe) umzuwandeln. Einen sogenannten „heißen" Knoten zu behandeln ist mit der Kochsalztherapie möglich. Über die Durchblutung wird die Entzündung angegangen. In der Folge schrumpfen die Follikelzellen, die sezernierenden Zellen, welche Hormone oder Sekret produzieren. Die Knoten – gleich ob in der Schilddrüse oder in der Prostata – entwickeln sich zurück. Die Vergrößerungen (Schwellungen) bilden sich zurück.

Durchblutungsprobleme

Glaubt man meinen Patienten, dann ist einer der angenehmsten Nebeneffekte der neurotopischen Therapie, daß Durchblutungsstörungen, die zu kalten Extremitäten führen, für

Jahre nicht mehr auftreten. Kalte Hände, Beine oder Füße, unter denen vor allem Frauen leiden, haben zwar nicht den Stellenwert einer Krankheit. Dennoch ist es für die betroffenen Patientinnen mehr als eine angenehme Überraschung, wenn sie nach einer Bandscheiben- oder Ischiasbehandlung feststellen, daß durch die Reaktivierung der Nervenelektrizität die meist als unangenehm empfundene Kälte aus den Gliedern verschwunden ist.

Raucherbeine

Hubert Greinert war Anfang Vierzig und arbeitete als Kellner. Er hatte auf der rechten Seite ständig Probleme mit dem Ischias. Seinen Streß kompensierte er durch hohen Zigarettenkonsum. Sechzig Zigaretten pro Tag waren das Minimum. Raucher war er seit früher Jugend. Neben seinem Ischias war es das Raucherbein, das ihm große Sorgen bereitete. Er konnte so gut wie nicht mehr schlafen, da sein Bein im Ruhezustand ununterbrochen schmerzte und von Krämpfen befallen wurde. Ein Neurologe hatte mit Hilfe von Mikroelektroden festgestellt, daß der Ischias nur noch zu 30 Prozent aktiv war. Dadurch war die Muskeldurchblutung ebenfalls auf 30–40 Prozent reduziert. Hinzu kam der Gefäßschaden durch das Rauchen. Das Blut wird mit freien Fettsäuren übersättigt, diese setzen sich in der Gefäßwand ab und bilden Plaques, d. h. Fettablagerungen. Durch diese Ablagerungen verengen sich die Adern sehr schnell. Vor allem die kleinsten Äderchen werden nicht mehr ausreichend versorgt und verstopfen. Bronchitis und Ischias konnten über Hals- und Lendenwirbelbereich sehr schnell und erfolgreich therapiert werden. Die Normaldurchblutung des Raucherbeins setzte erst ein, nachdem ich mehrere Auffrischungsbehandlungen innerhalb eines halben Jahres durchgeführt hatte. Zwar plagten Hubert Greinert nach der ersten Auffrischung keine Wadenkrämpfe mehr. Aber es dauerte insgesamt ein Jahr bis er von den schmerzhaften Durchblutungsstörungen des Beines geheilt war. Ich habe ihm den Zigarettenkonsum nicht verboten. Das schien mir angesichts des langen Nikotinmißbrauchs nicht sinnvoll zu sein. Aber der Patient sah ein, daß nur eine extreme Reduzierung des Nikotinkonsums auf zehn Zigaretten pro Tag die Heilung stabilisieren konnte.

Von der Halswirbelsäule aus behandelt

Ausführlich wurde bereits die erfolgreiche Therapie der Migräne geschildert. Über die Halswirbelsäule kann sowohl die cervikale als auch hormonelle Migräne erfolgreich behandelt werden. Darüber hinaus zeigt die neurotopische Therapie positive Wirkung im Falle von Schilddrüsen-, Herz- und Durchblutungsproblemen. Entzündliche Erkrankungen der Lunge, können ebenso wie chronische Bronchitis oder Asthmaerkrankungen erfolgreich behandelt werden. Der schmerzhafte Golf- oder Tennisellbogen geht nach der Anwendung der neurotopischen Therapie fast immer vollständig zurück.

Tinnitus

Die gefürchteten Ohrgeräusche, bekannt als Tinnitus aurium, lassen sich mit der neurotopischen Therapie gut behandeln. Hierzu schrieb meine Patientin Frau E. ihrer Krankenkasse nach der Behandlung: „Verehrte Damen und Herren. Ich hatte im Mai 1990 (nach drei vorausgegangenen Grippen) eine Virusgrippe . . . Anschließend konnte ich im rechten Ohr fast nichts mehr hören. Noch nicht gesund wurde ich an Herrn Dr. S. überwiesen . . . Ich mußte wiederholt kommen und sollte mich auf eine lange Behandlung einstellen. Es gab keine Besserung, und ich verlangte eine Überweisung zu einem anderen Arzt. Ich ging zu Dr. H., ich bekam dort Medikamente, aber ohne Erfolg. Da ich diese Schwerhörigkeit, mit Taubheitsgefühlen, starkem Druck auf dem Ohr und Ohrgeräuschen, fast nicht mehr ertragen konnte, verlangte ich eine Überweisung in die HNO-Uniklinik Ulm. Das zweite Halbjahr '90, ich glaube bis Ende Nov. '90, war ich dort. Danach wurde mir gesagt, die Behandlung sei abgeschlossen, man könne nichts mehr für mich tun. Ich müsse mich nach einer gewissen Zeit für ein Hörgerät entschließen. Zwischenzeitlich behandelte mich Herr Dr. J. weiter und versuchte mir mit Gingko und Durchblutungsmedikamenten meine Beschwerden, die manchmal fast nicht mehr auszuhalten waren, erträglich zu machen. Ich habe mich bei Homöopathen in Deutschland und in der Schweiz behandeln lassen und sehr viel Geld bezahlt, um mir helfen zu lassen, aber immer bloß mit leichter, begrenzter Erleichterung. Die Schwerhörigkeit ist nicht das Schlimmste, sondern die Begleiterscheinungen machen einen psychisch fertig. Nachdem ich Ende '92 das Gefühl hatte, es habe sich verschlechtert, bekam ich eine Überweisung und ging im Januar '93 zu Herrn Dr. D. auch in der Hoffnung, daß man etwas weiter fortgeschritten sein könnte, und man mir evtl. helfen könnte. Aber das war nicht der Fall. Im Oktober stellte Herr Dr. D. fest, daß sich mein Gehör weiter verschlechtert habe. Nach nochmaliger Aussprache mit ihm, ob man mir gar nicht helfen könne, ob es keine Möglichkeit gäbe, sagte er mir, bei Hörsturz könne man nichts tun, ich müsse mich zu einem Hörgerät durchringen.

Dann fand ich durch Zufall und Zeit Dr. Desnizza in Baden-Baden. Ich kann mich heute wieder in der Familie, im Betrieb, in Gesellschaften bewegen, ich kann wieder hören, ich kann wieder mitsprechen (ohne einfach ja zu sagen ohne etwas verstanden zu haben). Ich höre im Betrieb wieder das Telefon, die Maschinen, ich höre, wenn die Leute mit mir reden wollen, auch wenn mich diese von hinten ansprechen. Ich höre, morgens die Vögel wieder zwitschern. Was glauben Sie, was das für ein Gefühl ist, in der Gesellschaft nicht mehr abseits zu stehen, wieder zu hören und mitreden zu können.“

Herpes zoster

Die Behandlung an der Halswirbelsäule wird insgesamt durchgeführt bei nicht genauer definierten Beschwerden im Schulterblattbereich bis hin zum Herpes zoster, der als kaum heilbar gilt. In den meisten Fällen sind Entzündungen dafür verantwortlich, daß die Herpesviren von der Wirbelsäule aus an den Intercostalnerven entlang in den Brustkorb hineinwandern. Wird die erste Behandlung im ersten halben Jahr nach erstmaligem Auftreten durchgeführt, kann ich meinen Patienten eine Heilung fast voraussagen. Durch die neurotopische Therapie wird die Hautdurchblutung vermehrt. Dadurch können die herpesbedingten Ekzeme abschwellen und abheilen. Wird die erste Behandlung erst später vorgenommen, ist es schwieriger, diese Erkrankung in den Griff zu kriegen.

Bauchspeicheldrüse: Pankreatitis

Theodora A., eine 62jährige Hausfrau, war bei mir in Behandlung wegen ihrer Gelenkschmerzen. Meine Voruntersuchungen zeigten, daß sie seit Jahren auch Probleme mit ihrer Bauchspeicheldrüse haben mußte, denn sie war entzündet. Eine Bauchspeicheldrüsenentzündung heilt selten von alleine. Ich behandelte ihre Gelenkschmerzen, eine chronische Polyarthritis, mit der neurotopischen Therapie. Nach der ersten Behandlungsserie erhielt Theodora A. noch zwei Wiederholungsbehandlungen. Bei diesem zweiten Treffen sagte sie mir, daß auch ihre Pankreatitis durch die Kochsalzbehandlung geheilt worden sei. Zunächst war ich recht skeptisch und fragte sie, wie sie das denn festgestellt haben wolle. Sie antwortete, daß sie auf die starken Enzyme, die sie in Tablettenform ständig

hätte zu sich nehmen müssen, seit der Behandlung ganz verzichten könne. Außerdem habe sie seitdem weder Durchfälle noch die gürtelförmigen Pankreasschmerzen gehabt. Sie hätte diese positive Entwicklung ihrem Arzt geschildert. Der hätte daraufhin sofort einen Bluttest gemacht und ihr bestätigt, daß tatsächlich keine Pankreatitis mehr vorhanden sei. Da in diesem Fall weder Natur noch Medikamente allein etwas ausrichten können, war anzunehmen, daß über die durch Kochsalz aktivierten Nerven der Brust- bzw. Lendenwirbelsäule auch die Nerven der Bauchspeicheldrüse angeregt worden waren, jene kleinen Äderchen zu reaktivieren, die die heilende Durchblutung in Gang setzen. Inzwischen habe ich in meiner Praxis innerhalb eines Jahres zehn Pankreatitisfälle geheilt. Alle Behandlungserfolge wurden durch Blutuntersuchungen der Ärzte oder Krankenhäuser meiner Patienten bestätigt.

Diabetes: Der Fall Susanne Granz

Drei Tage im Koma

Susanne Granz ist 27 Jahre alt, 1,68 m groß und hat schulterlange dunkelblonde Haare. Sie ist eine sehr schlanke, ja außerordentlich zierliche Frau. Sie arbeitet in einer Behörde in der gehobenen Beamtenlaufbahn. Ihre Hobbies: Sie liest gerne und malt auf Seide. Gezwungenermaßen. Wäre alles so gegangen, wie Susanne sich das damals in der zehnten Klasse des Gymnasiums vorgestellt hatte, dann wäre sie vielleicht heute Leistungssportlerin; Karate und Leichtathletik waren ihre großen Leidenschaften. Bis zu dem Tag im Juni 1984, als sie nachts aus dem Bett aufstand, um etwas zu trinken. Das war das letzte, an das sie sich erinnert. Als sie wieder aufwacht, fühlt sie sich schwer und kraftlos. Dann merkt Susanne, daß aus ihrem Mund und aus ihrer Nase Schläuche kommen. Sie gerät in Panik, ruft nach ihrer Mutter. Eine Krankenschwester tritt an ihr Bett. Sie erklärt Susanne, daß sie bereits seit drei Tagen auf der Intensivstation liegt. Sie ist gerade aus dem Koma erwacht.

„Du bist schwer zuckerkrank."

Als ihre Mutter kommt, erfährt Susanne, daß sie schwer zuckerkrank ist. Ein Schock. Jetzt weiß sie, warum sie sich in letzter Zeit immer so kraftlos fühlte, immer Durst und Kreislaufbeschwerden hatte und so häufig zur Toilette mußte. „Ich hatte einen Blutzuckerwert von 737 mg/dl. 80 bis 120 mg/dl wäre normal gewesen. Vier Wochen war ich im Krankenhaus. Ich wurde auf Insulin eingestellt, lernte selber zu spritzen. Ich mußte mich erst einmal mit der Krankheit abfinden. Danach kam ich dann in eine Diabetes-Klinik."

Eine zweite Krankheit

Hier erlebt die Sechzehnjährige den zweiten großen Schock ihres Lebens. „Mein Mittelfinger wurde auf einmal ganz dick. Ich zeigte das dem Arzt. Er meinte, da hätte ich wohl Ball gespielt. Aber wie denn? Ich hatte doch seit Monaten nur im Bett gelegen. Daraufhin wurde er nachdenklich und sagte, ich solle meinen Rheumafaktor überprüfen lassen. Die Diagnose: Sie sind rheumakrank. Ich war völlig erschlagen. Erst Diabetes, jetzt auch noch Rheuma. Leistungssport ade." Danach geht es mit Susanne steil bergab.

Das Rheuma befällt alle Gelenke. Sie kann nichts mehr alleine machen: Sie bekommt die Hände nicht mehr zum Mund, sie kann nicht mehr die Knöpfe an ihrer Kleidung schließen. Sie kann keine Treppe mehr hochsteigen, sich nicht mehr ins Auto setzen. Ihre Mutter bringt sie jeden Morgen zu Fuß zur Schule. Ob Sommer oder Winter. Die Füsse sind derart geschwollen, daß sie nur in aufgeschnittenen Sandaletten laufen kann. Abends im Bett muß ihre Mutter sie zudecken, nachts muß sie ihr beim Umdrehen helfen. Klassische Rheumamedikamente wie Diclophlenac schlagen nicht an. Auch die Goldtherapie verträgt Susanne nicht. Ein wenig schmerzlindernd wirken Krankengymnastik, Bäder, Wassergymnastik, Kaltluftanwendungen. Doch die nächsten Jahre werden die Schmerzen Susanne nicht mehr verlassen. Daran ändern auch die häufigen Besuche in Rheuma- und Universitätskliniken nichts.

Cortison und Diabetes

Das Cortison gegen das Rheuma wirkt sich ungünstig auf den Zuckerspiegel aus. „Jetzt mußte ich auch mehr Insulin spritzen, um den Zucker in den Griff zu bekommen." 1987

macht Susanne das Abitur, dann die Ausbildung als Beamtin im gehobenen Dienst. Das Schreiben belastet ihre Handgelenke. Deshalb wird sie auf eine neue Basistherapie eingestellt. Sie bekommt MTX, ein Immunsuppressivum aus der Krebstherapie. Doch dieses Medikament hat erhebliche Nebenwirkungen: Susanne leidet unter Übelkeit und Haarausfall, sie hat ständig Magen- und Hautprobleme, ihr Hormonhaushalt gerät durcheinander. 1992 werden die Schmerzen so unerträglich, daß sie sehr viele Gelenkspritzen braucht. „Dadurch stieg mein Insulinbedarf ins Unermeßliche."

Es geht immer mehr bergab

1993 sieht sie zufällig mich in einer Fernsehsendung. Doch sie wartet noch ab, obwohl es ihr immer schlechter geht. Die Dosis des Basismedikamentes wird erhöht. Zum Schluß wird ihr das MTX sogar gespritzt. Erst nachdem Magenschleimhaut- und Zwölffingerdarm-Schleimhautentzündungen auftreten, werden die Medikamente abgesetzt. „Ich war restlos verzweifelt. Was sollte denn jetzt mit mir passieren? Ich suchte einen homöopathischen Arzt auf. Doch diese hochverdünnten

Substanzen machten meine Krankheit noch viel schlimmer. Nach dieser Behandlung meinte mein Hausarzt, der Homöopath hätte mir überhaupt nicht helfen können, weil der Diabetes so im Vordergrund steht, daß homöopathische Mittel nicht wirken."

Die Kochsalzbehandlung hilft

Als sie mich im Mai 1994 zum zweitenmal in der N3-Talkshow sah, beschloß sie, sich in meine Behandlung zu begeben. Ich erklärte ihr, ich könne ihr zwar nicht versprechen, daß es ihr nach der Behandlung besser gehe oder sie gar geheilt würde, aber ich glaubte, das Rheuma wohl gut in den Griff zu bekommen.

Auf die Frage, was denn mit ihrer Diabetes geschähe, antwortete ich ihr, daß diese Erkrankungen zusammenhingen und sich die neurotopische Therapie auch auf die Bauchspeicheldrüse positiv auswirke. „Nach einer Grundbehandlung und mehreren Auffrischungen ging es mir stetig besser. Ein halbes Jahr nach der Behandlung hatte ich meine Unabhängigkeit wiedergewonnen. Ich konnte fast alles wieder alleine unternehmen. Nach neun Jahren konnte ich endlich wieder einmal meine Arme heben, konnte mich

kämmen und schminken. Auch mein Insulinverbrauch reduzierte sich um 90 Prozent. Während der Kochsalzbehandlung schwankten die Zuckerwerte enorm. Manchmal hatte ich mit Werten zwischen 40 und 50 sogar Unterzuckerungen. Heute habe ich so gut wie keine Schmerzen mehr. Mein Zucker hat sich stabilisiert. Ich spritze so gut wie kein Insulin mehr."

Diabetes und Bauchspeicheldrüse

Der Erfolg der neurotopischen Therapie bei Susanne Granz ist kein Einzelfall. Ohne jede weitere medikamentöse Behandlung können alleine Kochsalzinjektionen den Blutzuckerspiegel von Diabetikern dauerhaft normalisieren. Diese Erfahrung konnte ich an einer Gruppe von Patienten machen, die sich zu dieser Behandlung bereit erklärt hatten. Ich verabreichte diesen schwer zuckerkranken Patienten an die Brustwirbelnerven gerichtete (perineurale) Kochsalzinjektionen. Die klinischen Nachweise anhand von Blut-Serum-Parametern zeigten, daß die vorhandene Entzündung der Bauchspeicheldrüse nach den perineuralen Kochsalzinjektionen abnahm und in einem Fall sogar eliminiert werden konnte. Wenige Minuten nach der zweiten Behandlung fielen die Glucosewerte aller behandelten Patienten von durchschnittlich 250 mg/dl auf 45 mg/dl. Während der weiteren zehn Behandlungen wechselten sich Unter- und Überzuckerung noch ab. Nach Behandlungsende jedoch stabilisierten sich die Blutzuckerwerte auf 90–110 mg/dl. Das heißt, in diesem Stadium der Behandlung lag bereits der Wert eines Nicht-Diabetikers vor. Nach durchschnittlich zwölf Behandlungseinheiten mit je 24 Injektionen, sechs bis zehn behandlungsfreien Wochen und sechs Auffrischungsbehandlungen entsprachen die Blutzuckerwerte bei acht von zehn Patienten denen eines gesunden Menschen. Diese Beobachtungen zeigen meines Erachtens, daß sich die Entzündung der Bauchspeicheldrüse, die u. a. für die Störung des Glucosestoffwechsels verantwortlich ist, durch die perineurale Kochsalzinjektionen nachweisbar verringern läßt. Sie verbessert die Mikrozirkulation des Blutes in der Bauchspeicheldrüse. So kann der körpereigene Heilungsprozeß aktiviert

werden. Hinzu kommt, daß die Öffnung der Kapillaren im Muskel bewirkt, daß Glucose auch von den Körperzellen vermehrt aufgenommen werden kann. Ich denke, daß auch die Entzündungen der Bauchspeicheldrüse vor allem durch die mangelhafte Blutversorgung über die Kleinstblutgefäße (Kapillaren) im Inselorgan entstehen. Ursache und Folgen dieser Mangeldurchblutung sind bereits ausführlich dargestellt worden. Die Sauerstoff- und Immunversorgung sowie die Entschlackung des Bauchspeicheldrüsengewebes brechen zusammen. Mit der entstehenden „Insulititis" werden die Insulinzellen inaktiv oder werden zerzört. Das Insulin wird nur noch mangelhaft ins Blut abgegeben. Dieser Vorgang betrifft vor allem den insulinabhängigen Diabetes. Der nicht insulinabhängige Diabetes entsteht aus einer mangelhaften Insulinverwertbarkeit (Insulinresistenz). In diesem Fall ist das Insulinmolekül defekt und die Gesamtmenge des im Blut zirkulierenden Insulins besteht teilweise aus unwirksamen Insulin. Hier kann ich nur vermuten, daß auch diesem Moleküldefekt Bauchspeicheldrüsenentzündungen zugrunde liegen könnten, die ihre Ursache z. B. in übermäßigem

Genußmittelgebrauch haben und natürlich über die Nervenentzündungen am Rücken verursacht werden.

Bronchitits

Vor allem die Bronchitis ist sehr gut über die Halswirbelsäulennerven zu therapieren, weil man gewissermaßen von innen, vom Lungengewebe her die Ablagerungen auflösen kann. Über die Nerven erreiche ich die feinsten Äderchen und kann darüber diese Obstruktion innerhalb der Lungenflügel oder an den Bronchien beheben. Ich wies anfangs darauf hin, daß man diesen Therapieerfolg selten über die Blutbahn initiieren kann. Es gibt viele hervorragende schleimlösende Mittel in Tabletten- oder in flüssiger Form. Aber in der Regel können sie den Wirkort über die verschlossenen Äderchen nicht mehr erreichen. Meine Therapie hingegen führt in den meisten Fällen zu einer totalen Abheilung der Bronchitis. Schon nach der zweiten Behandlung husten die Patienten ihre Schleimrückstände ab. Im Falle der Bronchitis würde ich sogar von ei-

ner kausalen Heilung sprechen, selbst wenn die Krankheit bereits über zehn oder zwanzig Jahre bestand.

Asthma und Allergie

Bernd Neuberger war 25 Jahre alt als er zu mir kam. Er studierte Jura in Heidelberg. Seine Hausärztin rief bei mir an und berichtete, ihr Patient würde seit vielen Jahren unter Allergien leiden. Vor allem unter einer harten Pollinosis, also einem Heuschnupfen. Pollen machten ihm fast das ganze Jahr über zu schaffen. Vor allem wenn die Birke blühte, mußte Bernd Neuberger ins Haus fliehen, weil ihm sonst fast „die Augen aus dem Kopf gefallen wären". Schon im Kindesalter habe er Probleme mit Milchschorf gehabt, in der Jugend seien immer wieder Schweißekzeme aufgetreten und jetzt belasteten auch noch Asthmaanfälle seine Gesundheit.

Ich behandelte diesen jungen Mann schwerpunktmäßig an der Halswirbelsäule. Schon nach der vierten Behandlung verbesserten sich die sehr schlechten Lungenwerte von Bernd Neuberger. Er hatte keine Atemnot mehr und konnte wieder wunderbar durchatmen. Nach und nach stabilisierte sich sein Gesundheitszustand. Er gewann seine volle Leistungsfähigkeit wieder. Als er sich später wieder bei seiner Ärztin vorstellte, teilte sie mir anschließend mit, daß auch sämtliche Allergien verschwunden seien. Diese Beobachtung wurde und wird von den nachbehandelnden Ärzten immer wieder gemacht; allerdings erst nach einem Zeitraum von einem halben Jahr nach dem Verschwinden aller Asthmasymptome. Dasselbe Phänomen stellten wir auch beim Rheuma fest.

HWS-Syndrom: Auswirkungen auf Herz und Lunge

Das Einzugsgebiet der Nerven von der Halswirbelsäule betrifft nicht nur Allergien, Asthma oder Bronchitis. Auch die elektrischen Impulse für Herz und Lunge werden von diesem Bereich beeinflußt, d. h. wieder aufgebaut. Das bedeutet, auch Erkrankungen wie die Angina pectoris lassen sich auf diesem Wege sehr gut behandeln.

Volker Petruscheid kam aus Frankfurt und war als Postbeamter im administrativen Dienst tätig. Tagtäglich saß er an seinem Schreibtisch. Er kam in meine Praxis, weil er seine Kopf- und Nackenschmerzen nicht mehr ertragen konnte, die ihn in kleineren oder größeren Intervallen befielen. Seine Krankengeschichte zeigte, daß er über Jahre aber auch immer wieder Schmerzen an der Halswirbelsäule und am Genick hatte, daß ihm sowohl Herz als auch Lunge Probleme bereiteten. Seine Leistungsfähigkeit war außerordentlich eingeschränkt. Volker Petruscheid bekam nur schwer Luft, konnte kaum vier Treppenstufen steigen, ohne eine kleine Pause einlegen zu müssen. Doch diese Symptome empfand er selber damals als gar nicht so bemerkenswert, anders als seine Kopf- und Nackenschmerzen.

Seine schlimmen Kopf-, Nacken- und Schultergürtelschmerzen, die wir unter dem Begriff HWS-Syndrom zusammenfassen, waren deswegen so hartnäckig, weil er auch Herz- und Lungenprobleme hatte, die sich gegenseitig ergänzten. Meines Erachtens waren die Nerven an der Halswirbelsäule schon vorher entzündet gewesen. Die Mangeldurchblutung aufgrund eingeschränkter Nervenelektrizität belastete die Herz- und Lungenfunktion. Ein Teufelskreis. Denn die Probleme in Lunge und Herz verstärkten wiederum die Schmerzen an der Halswirbelsäule. Diese Feststellung resultierte aus meiner Erfahrung, daß man beim Heilungsprozeß mitverfolgen kann, daß Schmerzen sich als besonders therapieresistent erweisen, wenn beide Bereiche betroffen sind.

Nach der sechsten Behandlung hatte mein Patient vermehrt Lungenbeschwerden. Ich ging davon aus, daß erst sehr harte Ablagerungen gelöst werden mußten, bevor die verbesserte Durchblutung die Entzündung in den Griff bekommen würde. Bereits nach der zwölften Behandlung zeigte sich eine totale Abheilung. Eine ungewöhnlich schnelle Gesundung angesichts der Tatsache, daß – wie oben beschrieben – die Natur, d. h. die körpereigene Heilung, der Behandlung immer um einige Monate hinterherhinkt. Nicht nur, daß seine Schmerzen im Halswirbelsäulenbereich der Vergangenheit angehörten. Volker Petruscheid war wieder voll funktionsfähig. Seine Leistungsfähigkeit lag bei 100 Prozent. Er konnte die so lange gemiedenen Stufen steigen wie jeder andere Mensch, lange Spaziergänge machten ihm nichts mehr aus. Durch sein gutes Allgemeinbefinden hatte das Leben für ihn wieder eine neue Qualität gewonnen.

Angina pectoris

Bei der Angina pectoris handelt es sich um eine koronare Herzerkrankung, die mit Sauerstoffnot und Herzkrämpfen einhergeht. Ursache sind die herzumgebenden Arterien, die nicht mehr in vollem Umfang durchblutet werden. Die Kochsalztherapie wirkt bei dieser Erkrankung, indem sie das Stütz- und Ersatzgewebe um den Herzbeutel herum über die Nerven der Halswirbelsäule stimuliert. Durch diese Stimulation bilden sich vermehrt Äderchen, die die durch Kalk und Ablagerungen geschädigten Koronararterien ganz einfach umgehen, sozusagen eine Ersatzfunktion übernehmen. Ein Vorgang, den die Kochsalztherapie initiiert, den der Körper aber auch selber kennt. Aus der Sauerstoffnot-Situation heraus können die wenigen Bindegewebszellhaufen auf dem Herzmuskel neue kleine Äderchen bilden. Dort, wo das nicht in ausreichendem Maße geschieht, können wir diese Kollateralen ohne blutigen Eingriff nur mit Natriuminjektionen an die Halswirbelsäulenabgänge der Nerven wieder aufbauen.

Diese Theorie entwickelte ich aus der Herzinfarktforschung. Zweieinhalb Jahre war ich in der Herzinfarktforschung tätig. Während dieser Zeit arbeitete ich an einer Studie mit, die die WHO in Auftrag gegeben hatte. Mit modernsten Computerverfahren untersuchten wir die Daten von 6500 Herzinfarkt- und Angina-pectoris-Patienten. Ich nahm die Auswertungen im Rechenzentrum des Reha-Zentrums in Heidelberg vor. Resümierend stellten wir fest, daß sogenannte „ruhigere Berufe" wie Beamte mehr unter diesen Krankheiten zu leiden haben als die Vertreter der gehobenen Berufe wie z. B. Manager. Interessant scheint mir, an dieser Stelle folgendes zu erwähnen: Solange man Streß hat, ist man vor dem Herzinfarkt geschützt. So gut wie nie ereignet sich ein Herzinfarkt zum Beispiel während einer schnellen Autofahrt. Der Streß schützt den Menschen in dieser Situation. Der Herzinfarkt schlägt vor allem in den Ausruh- und Schlafphasen zu. Gestorben wird, das wußten Ärzte und Krankenhäuser bereits vor dieser Untersuchung, nachts und am Wochenende.

Die Herzinfarktstudie zeigte einen gravierenden statistischen Unterschied zwischen Angina pectoris und Herzinfarkten. Menschen, die ein Leben lang unter einer schweren Angina pectoris litten, bekamen so gut wie nie einen Herzinfarkt, obwohl doch gerade sie dazu hätten neigen müssen. Hier bestätigte sich die Lebensweisheit, daß „wer oft kränkelt, steinalt wird".

Für die pathologische Überprüfung dieser Untersuchungsergebnisse habe ich die Herzbeutel von verstorbenen Patienten unter dem Mikroskop untersucht. An einzelnen Abschnitten war ganz klar zu erkennen, daß sich bei den Kranken, die zu Lebzeiten an Angina pectoris litten, die oben beschriebenen Umgehungskreisläufe gebildet hatten. Bei den Menschen hingegen, die am Herzinfarkt verstorben waren, waren so gut wie keine Umgehungskreisläufe zu finden. Meines Erachtens erreichen wir mit der Kochsalztherapie genau diesen Effekt. Dies läßt sich verständlicherweise nur postmortal und nicht am lebenden Menschen nachweisen. Dennoch denke ich, daß allein die Erfahrung, daß Menschen auf

Nitromedikamente verzichten können, keine Herzanfälle mehr haben, wieder durchatmen können und körperlich fit sind, für diese Wirkung der Kochsalztherapie sprechen.

Morbus Bechterew: Der Fall Gudrun Wiegand

Gudrun Wiegand heißt in Wirklichkeit anders. Die leitende Angestellte möchte anonym bleiben. Sie leidet an Morbus Bechterew, diesem chronisch entzündlichen Leiden, das ihr gesamtes Knochengelenksystems und ihre Wirbelsäule befallen hat. Obwohl die Zeit der unerträglichen Schmerzen bereits zwei Jahre hinter ihr liegt, empfindet sie ihre Krankheit noch immer als Makel, als eine Bedrohung ihrer beruflichen Karriere, die sie sich in den letzten Jahren trotz ihrer schlimmen Erkrankung und den unendlichen Schmerzen, die damit verbunden sind, aufgebaut hatte.

Morbus Bechterew – die Krankheit

Bechterew war ein russischer Arzt, der erstmals die Symptome beschrieb, die bei einer Rheumaform entstehen, die vor allem die Iliosakralgelenke betrifft, also die Pseudogelenke, mit denen die Beckenschaufeln an der Wirbelsäule ansetzen. Meist beginnt diese Erkrankung in diesen zwei Gelenkspalten. Sie verkalken sehr schnell aufgrund der chronischen Entzündung. Diese Entzündung schreitet dann über die ganze Wirbelsäule fort und überzieht die kleinen Wirbelgelenke. Wenn die Wirbelgelenke entzündet sind, führt dies zu ihrer Verkalkung, zur Versteifung und dann zu einer Einbuße der Beweglichkeit im gesamten Rückenbereich. Um sich den immensen Schmerzen anzupassen, beugt sich der betroffene Patient immer weiter nach vorn. Er bleibt in dieser Haltung und versteift zusehends. Diese Erkrankung stellt für alle Patienten ein schlimmes Schicksal dar, da sich ihr gesamtes Leben, ob im Berufs- oder Privatbereich, völlig ändert. Es bleibt den Patienten nur, auf einen langsamen Krankheitsverlauf zu hoffen, da Hilfe oder gar Linderung von der klassischen Medizin so gut wie nicht angeboten wird.

Schmerzanfall während der Konferenz

„Ich erinnere mich noch genau daran: Ich wollte gerade ein erfolgreiches Geschäftsgespräch mit polnischen Partnern beenden. Alle Anwesenden im Konferenzraum waren schon aufgestanden und warteten nur noch darauf, daß auch ich mich vom Stuhl erhob, sie verabschiedete und hinausbegleitete. Doch plötzlich überfielen derartig wahnsinnige Schmerzen meinen Rücken, daß mir übel wurde und ich mich keinen Millimeter mehr bewegen konnte. In dem Moment dachte ich, jetzt ist alles zu Ende, jeder Atemzug der anwesenden Geschäftsleute kam mir wie ein Orkan vor. Eine angespannte Atmosphäre, alle starrten mich an. In meiner Not und Hilflosigkeit versuchte ich zu lächeln. Dann kam mir der rettende Gedanke: Ich bat die Geschäftspartner vielmals um Verzeihung: noch nie sei ein Hexenschuß wohl so unpassend eingetroffen wie in diesem Moment. Ein Hexenschuß – das konnte jeder nachempfinden, das konnte tatsächlich jedem passieren. Die Stimmung entspannte sich, die gutgemeinten Ratschläge und Hinweise der Geschäftspartner überspielten meine mißliche Situation. So gewann ich einige Minuten Zeit. Dann konnte ich mich ganz langsam vom Stuhl erheben und unsere Gäste endlich verabschieden. Hinterher fragte ich mich: Was hätten diese Leute wohl von mir und meiner Firma gedacht, wenn ich Ihnen die Wahrheit gesagt hätte: ’Meine Herren, ich leide an Morbus Bechterew, einer Krankheit, die mich vor Schmerzen fast um den Verstand bringt.‘“

Eine starke und kompetente Fachfrau

Gudrun Wiegand ist keine ängstliche Frau, die sich verstecken oder mit ihrer Meinung hinter dem Berg halten würde. Ganz im Gegenteil: Seit früher Jugend ist sie fachkompetent auf dem Gebiet der Keramik. Alle ihre Verwandten waren oder sind selbständige Handwerksmeister im Keramikbereich. So lernt auch Gudrun Wiegand neben ihrem Abitur einen Beruf im Bereich der Grobkeramik. Dann studiert sie und beendet ihr Studium als Diplomwirtschafterin. Von 1974 an arbeitet sie zehn Jahre lang als Fachdirektorin in einem Handelskombinat.

In dieser Zeit tritt die gesundheitliche Wende in ihrem Leben ein, die die äußerst gesunde, vitale und damals leicht übergewichtige Frau Stück für Stück zum Krüppel zu machen scheint.

Nach der Geburt: Die Schmerzen bleiben

Kurz vor der Geburt ihres Sohnes bekommt Gudrun Wiegand starke Rückenschmerzen. „Ich dachte, das ist normal bei einer Schwangerschaft. Doch dann verlor ich immer mehr an Gewicht. Innerhalb weniger Wochen waren es 20 Kilo." Ihr Sohn wird geboren, doch die krampfartigen Rückenschmerzen bleiben. Trotz der vielen Untersuchungen bleiben die Ärzte bei der Ansicht, diese Beschwerden seien ausschließlich auf die Schwangerschaft von Gudrun Wiegand zurückzuführen. „Ich hatte gehofft, daß sich nach der Schwangerschaft alles wieder normalisieren würde. Doch nichts geschah: Die Schmerzen blieben. Deshalb wurde ich dann von Krankenhaus zu Krankenhaus weitergereicht." Erst zwei Jahre nach der Geburt ihres Sohnes, das heißt seit dem Beginn ihrer Beschwerden, wird Gudrun Wiegand aufgrund der Fürsprache eines befreundeten Arztes in der Akademie in Dresden untersucht. Hier erfährt sie die schlimme Diagnose: Morbus Bechterew.

Morbus Bechterew?

„Im ersten Moment wußte ich gar nicht was das ist. Erst über die Lektüre und Aufklärung durch den Hausarzt bekam ich eine Vorstellung davon, was mir bevorstand. Ich war entsetzt über die Folgen dieser Krankheit, vor allem über die große körperliche Entstellung, die mich erwartete." Hinzu kommt die Angst vor der konstanten Einnahme schwerer Schmerzmedikamente. Bis zu dieser Untersuchung hat Gudrun Wiegand nie Schmerzmedikamente genommen. Während der Schwangerschaft schon gar nicht, aus Angst, ihrem Kind damit zu schaden. Jetzt befürchtet sie, daß sie ihre Leber oder Niere belasten oder gar zerstören könnten, da sie nie ein Medikament zu sich genommen hat. „Doch in der Akademie empfahl mir ein Arzt dann dringend, daß ich Indometacin, ein starkes Rheumamittel, nehmen sollte. Über viele Jahre nahm ich von da ab an die 300 Milligramm pro Tag ein. Ein starke Dosis. Die half zwar gegen die enormen Schmerzen, vernebelte mir aber ständig den Kopf."

Trotz Morbus Bechterew – Weiterarbeiten

Während dieser Zeit muß Gudrun Wiegand

weiterhin arbeiten. „Ich mußte: Entweder ich arbeitete oder hatte kein Einkommen. Das war meine Altenative. Denn eine Berentung kam aufgrund der absehbar geringen Zahlungen für mich nicht in Frage. Das Krankengeld wiederum wäre nur für ca. ein Jahr gezahlt worden. Was hätte ich dann machen sollen. Außerdem empfand ich es als junger Mensch befremdlich, schon als Invalide betrachtet zu werden. Das heißt, ich wollte und konnte mich mit meiner Krankheit einfach nicht abfinden."

„Ist sie schon tot?"

Gudrun Wiegand merkt, daß sie ohne Kuren und Spezialbehandlungen so nicht weiterleben kann. „Inzwischen litt ich unter den krampfartigen Schmerzen. Ich dachte, ich bekäme überhaupt keine Luft mehr. Ich spürte wie sich mein Oberkörper jeden Tag immer mehr nach vorne beugte. Und ich konnte nichts, aber auch gar nichts gegen diese Entwicklung tun. Dann konnte ich meine Halswirbelsäule nicht mehr richtig bewegen. Bis zu den Fingerspitzen verlor ich jedes Gefühl. Die Schmerzen in der Brustwirbelsäule fraßen sich in meine Schulterblätter." Neben den unsäglichen Schmerzen verschlechtert sich auch der Allgemeinzustand von Gudrun Wiegand zusehends. „Ich aß nicht mehr, wollte nichts mehr zu mir nehmen. Ich gab ein jämmerliches und bemitleidenswertes Bild ab. Alle meine Freunde waren zutiefst besorgt. Über Monate bekam mich niemand mehr zu Gesicht. Es ging schon das Gerücht, ich sei verstorben. Meiner Mutter wurde bereits kondoliert."

Kuren und Spezialbehandlungen

1982 geht Gudrun Wiegand das erste Mal in Kur. Die vielen Bäder und die Gymnastik tun ihr gut, lindern vor allem die Schmerzen. Deshalb darf sie ausnahmsweise ein Jahr später diese Kur wiederholen. Als ihr Vater 1984 stirbt, entschließt sich Gudrun Wiegand, ihren Beruf aufzugeben und das väterliche Geschäft mit fünf Angestellten fortzuführen. Um dieses Geschäft leiten zu können, muß sie ihren Meister machen. Zwei Jahre brauchte sie dazu – neben der Arbeit im väterlichen Betrieb. „Die Arbeit als Selbständige fiel mir leichter als meine Tätigkeit vorher im Betrieb. Denn jetzt konnte ich mir die Arbeit einteilen, vor allem konnte meine Mutter mich bei dieser Arbeit unterstützen." Es scheinen gute Jahre anzubrechen. Gesundheitlich geht es Gudrun Wiegand zunächst ein wenig besser. Durch den Betrieb stehen ihr mehr finanzielle Mittel zur Verfügung. „Dieses Geld nutzte ich vor allem, um privat in die Kur zu fahren. Denn plötzlich versteifte sich die Wirbelsäule zusehends und meine Bewegungsmöglichkeiten schränkten sich immer stärker ein. Bald konnte ich meinen Kopf nicht mehr richtig von links nach rechts bewegen. Mein Oberkörper krümmte sich leicht, ich konnte nicht mehr gerade gehen und dann auch keine großen Schritte mehr machen. So mußte ich mich mit kleinen Tippelschritten begnügen, um überhaupt voranzukommen."

„Sind Sie krank, Frau Wiegand?"
Nach der Wende 1989 wird Gudrun Wiegand schnell klar, daß ihr kleiner Betrieb keine Überlebenschance hat. Sie löst ihn auf und macht sich als Vertreterin in ihrer Branche selbständig. 1990 wechselt sie in eine feste Anstellung zu einem großen Unternehmen. Den Fragen, warum sie ihren Kopf nicht richtig drehen kann, begegnet sie mit der Ausre-

de, 1978 einen schweren Autounfall gehabt zu haben, und dies seien die Spätfolgen. Ein halbes Jahr später steigt sie zur Regionalleiterin auf. Ein Jahr später wird Gudrun Wiegand Verkaufschefin im Hauptwerk der Firma.

„Gehen Sie in Rente!"
Der Erfolg und der wahnsinnige Streß lassen sie die Krankheit scheinbar vergessen. Doch dann bringt sich die Krankheit wieder in Erinnerung, die Schmerzen nehmen zu, manchmal kann sie nicht einmal mehr ihr Auto verlassen, nach Verhandlungen mit Geschäftspartnern nicht mehr aufstehen. Sie muß wieder Medikamente nehmen verliert wieder wie fünf Jahre zuvor an Gewicht. Sie versucht es erneut mit Kuren, doch weder Bäder noch Gymnastik können ihr Linderung verschaffen. Ihr Arzt rät ihr, in Rente zu gehen. Gudrun Wiegand weigert sich zwar diesen radikalen Schritt zu vollziehen, entschließt sich aber, Anfang 1993 einen Antrag auf Schwerbehinderung zu stellen. Auf diese Weise will sie sich absichern, in Rente gehen zu können, wenn es ihr noch schlechter gehen sollte. Nach einem Jahr bekommt sie die Anerkennung. „Inzwischen hätte ich mehr Rente

bekommen als vor ein paar Jahren, und mein Mann hatte sich nach Öffnung der Grenzen als Tierarzt selbständig gemacht. Wir waren soweit, daß wir sagen konnten: Es reicht für uns beide. Wir müssen das so akzeptieren."

Kochsalztherapie gegen Morbus Bechterew?

Doch es sollte alles ganz anders kommen. Im Frühjahr 1993 liest das Ehepaar in einer Zeitung einen Bericht über meine Praxis. Drei Monate nach einem ersten Gespräch und einer ausgiebigen Untersuchung folgt die erste Behandlung. Im Verlauf von insgesamt zehn Sitzungen erhält sie 240 Spritzen.

Der Heilungsprozeß

Während dieser ersten Behandlung nimmt Gudrun Wiegand weiterhin ihre Schmerzmedikamente. Außer einem gewissen Erholungseffekt verändert sich ihr Zustand in dieser Zeit jedoch überhaupt nicht. „Im Gegenteil, kaum war ich zu Hause angekommen, bekam ich sogar noch stärkere Schmerzen. Doch drei Monate später ließen meine Beschwerden schlagartig nach. Ich fühlte mich plötzlich pudelwohl. Die Entzündungen nah-

men ab, und ich blühte förmlich auf. Ich wurde besser durchblutet. Immer hatte ich eiskalte Hände und Füße. Das war alles weg. Endlich konnte ich wieder essen. Ich entwickelte Appetit, so daß ich wie lange Zeit vor meiner Krankheit sogar wieder auf meine Figur achten mußte."

Seit dieser Behandlung sind die Schmerzen von Gudrun Wiegand wesentlich eingeschränkt. Sie sind jedoch nie ganz zurückgegangen. „Aber der große Unterschied, der für mich kolossale Unterschied, liegt darin, daß sie seit der Kochsalz-Behandlung im Bereich des Erträglichen liegen. Jeder Gedanke an Rente oder Berufswechsel liegt seitdem in weiter Ferne. Obwohl ich am Tag mindestens zwölf Stunden arbeite und im Monat ca. 10 000 Kilometer mit dem Auto fahre, ist dieser Streß für mich kein Problem mehr. Inzwischen bin ich vom Verkaufsleiter zum Verkaufsdirektor aufgestiegen."

Eine Simulantin?

Getrübt wird ihre Freude nur durch die überhebliche Ignoranz vieler Ärzte, die nicht wahrhaben wollen, daß Patienten, die als „austherapiert" betrachtet wurden, mit einfachen Kochsalzinjektionen geholfen werden kann. Ich war Gast in einer Fernsehsendung des Norddeutschen Rundfunks. Dort wurde das Thema ‚Schmerzfrei durch Kochsalz' mit Gegnern und Befürwortern dieser Therapie diskutiert. Nachdem ich über meine Erfahrungen berichtet hatte, sagte nach meinen Ausführungen ein älterer Facharzt, ein Rheumatologe: ‚Wenn ich diese freundlich nickende junge Dame dort sehe, dann zweifele ich diese Diagnose an, sie kann gar keinen Bechterew haben.' In der Aufregung und Kürze dieser Live-Sendung konnte ich nur erwidern, daß er gerne die vielen Gutachten unterschiedlicher Ärzte studieren könne, die diese Diagnose eindeutig belegten.

„Es wird nie wie früher."

Gudrun Wiegand ist sich im klaren darüber, daß diese Therapie nicht Heilung bedeutet, daß die Haltung und die langjährigen Versteifungen sich natürlich nicht zum ursprünglichen Zustand verbessern werden. „Aber mein Vorteil ist, daß es eben nicht mehr schlimmer geworden ist. Schmerzen habe ich heute nur noch bei Wetterwechsel. Früher mußte ich dann alle möglichen Schmerzmittel zu mir

nehmen. Darauf kann ich heute verzichten. Mit dieser Therapie konnte ich den Teufelskreis zwischen Unbeweglichkeit und Schmerzen durchbrechen. Durch die Schmerzfreiheit ist es mir wieder möglich, meine morgendliche Gymnastik zu machen. Das entspannt mich, ist gut für meinen Körper."

Die Kochsalztherapie –
Placebo, Linderung oder Heilung?

Neurotopische Therapieerfolge sind keine Ausnahmen

Eigentlich ist es recht selten, daß eine Frau von Morbus Bechterew befallen wird. Zu 80 Prozent sind Männer die Patienten. Als Gudrun Wiegand mich aufsuchte, befand sie sich im dritten Stadium dieser Erkrankung. Ein recht fortgeschrittenes Stadium. Man mißt die insgesamt fünf Stadien an der Versteifung und Einschränkung von Gelenken und Wirbelsäule. Sie bieten einen praktischen Anhaltspunkt für den Grad der Erkrankung und die notwendigen Behandlungsschritte. Die Patienten können dann zum Beispiel eine Umschulung oder ähnliches planen. Daß Frau Wiegand die letzten Jahre wieder in vollem Umfang als Managerin in ihrem Beruf arbeitet, scheint tatsächlich ein Wunder zu sein. Insofern ist es verständlich, daß viele Ärztekollegen diese Entwicklung erst glauben, wenn sie Diagnosen und Aufnahmen des

Falls Wiegand mit eigenen Augen gesehen haben. Nun sind alle in diesem Buch geschilderten Einzelschicksale und erwähnten Patienten ja keine Ausnahmen im Rahmen der Kochsalztherapie, sondern repräsentieren den Behandlungsalltag in meiner Praxis. Es sind nur einige Beispiele oder Erinnerungen von vielen Patienten, die ich in den letzten Jahren mit der neurotopischen Therapie erfolgreich behandelt habe. Was aber bedeutet „erfolgreich"? Sind die Patienten lang- oder kurzfristig geheilt, oder handelte es sich um eine lang- oder kurzfristige Linderung oder nur um eine psychische Beeinflussung, die meinen Patienten zu einem schmerzfreien Leben verhilft?

Heilung

Der Begriff Heilung wird in der Regel sehr streng definiert. In diesem strengen Sinne liegt eine Heilung vor, wenn alle Symptome und alle Ursachen einer Krankheit verschwunden sind. Daß auch ein Zustand als

Heilung betrachtet werden kann, in dem ein Mensch über Jahre seine Schmerzen verliert und seine Lebensqualität wiedergewinnt, erscheint vielen Ärzten kaum akzeptabel. Ich betrachte Heilung nicht in diesem strengen Sinne.

Kausale Heilung

Kollegen halten mir häufig vor, durch die neurotopische Therapie würde keine „kausale Heilung" bewirkt. Eine kausale Heilung liegt immer dann vor, wenn die Ursache der Schmerzen, also die Krankheit selber beseitigt wird. Nun beseitigen wir in vielen Fällen die Ursachen der Erkrankungen, wie es zum Beispiel im Falle der Bronchitis beschrieben wurde. In diesem Sinne heilen wir mit der neurotopischen Therapie. Wir heilen nach meinem Verständnis aber auch in den Fällen, wo Krankheiten aufgrund der schweren Vorschädigung nach Jahren wieder auftreten können. Wenn die neurotopische Therapie einen Mensch, der zum Beispiel an Morbus Bechterew erkrankt ist, für Jahre von seinen Schmerzen erlöst, wenn der weitere Krankheitsverlauf gestoppt oder auch nur verlangsamt wird und dieser Patient leben kann wie jeder gesunde Mensch auch: Warum sollte man dann nicht von Heilung sprechen dürfen? Vor allem dann, wenn die klassische Medizin diesem Menschen offenbart hat, daß man für ihn nichts mehr tun könne.

Körpereigene Reparatur

In vielen hoffnungslosen Fällen gehen Kollegen davon aus, daß zerstörte Körpersubstanzen als irreparabel betrachtet werden müssen. So absolut kann man dies meiner Meinung nach nicht sehen. In vielen Bereichen verfügt die Natur über Reparaturmechanismen. Man muß diese Mechanismen nur lenken, indem man die körpereigenen Heilungsvorgänge mit einer optimalen Durchblutung unterstützt. Wie im Falle der Angina pectoris schafft der Körper sich Ersatzstrukturen. Dabei können wir die Sauerstoffzufuhr für den Bindegewebszuwachs mit der neurotopischen Therapie initiieren oder unterstützen. Nur wenn nichts gegen die Entzündungen unternommen wird, die an diesen Stellen bestehen, wenn alle Äderchen verschlossen sind und bleiben, dann kann dort natürlich auch die Natur nicht mehr helfen. Können diese Selbstreparaturmechanismen der Natur initiiert oder unterstützt werden, dann setzt meines Erachtens ein mehr oder weniger umfassender Heilungsprozeß ein.

Wenn wir uns die Röntgenbilder eines Patienten ansehen und feststellen, daß im Hüftgelenk eine starke Arthrose bzw. eine starke Degeneration vorliegt, nehmen wir nach der Grundbehandlung mehrere Auffrischungsbehandlungen vor, um die Reparaturmechanismen der Natur zu forcieren und die Heilungsenergie weiter anzuheben. Meist ist in diesem Zustand kein Spalt mehr zwischen Hüftgelenkskopf und -pfanne vorhanden, weil der Knorpel, der dort normalerweise liegt, abgetragen wurde. Durch die Reibung der ungeschützten Knochen etablieren sich dann Entzündungen. Orthopäden sagen in solch einem Fall, daß man nichts mehr machen kann, da Knochen auf Knochen reibt. Doch viele Kollegen unterschätzen die körpereigenen Heilungskräfte. Als einzige Behandlungsmöglichkeit wird dem Patienten in dieser Situation meist eine Operation vorgeschlagen. Und die ist eben oft nicht notwendig. Ich habe immer wieder erlebt, daß ein Jahr nach unserer Behandlung plötzlich wieder ein Knochenspalt auf dem Röntgenbild zu erkennen

war. Neues Bindegewebe hatte sich als eine Art Ersatzgewebe dort gebildet: eine symptomatische Heilung, da wir den Originalknorpel natürlich nicht mehr dorthin zurückbringen können. Aber die Patienten haben keine Schmerzen mehr. Bei den Patienten, die noch keine deformierten Gelenke haben, tritt nach der neurotopischen Therapie wieder die Situation ein, in der sie zehn Jahre zuvor lebten, als sie noch keine Beschwerden hatten. In diesem Falle bezeichne ich die neurotopische Therapie als kausale Therapie, weil sie eine vollständige körpereigene Heilung einleitet.

Linderung – Heilung

Linderung ist aus meiner Sicht ein fragwürdiges Wort. Von Linderung spricht man dann, wenn man unerträgliche Schmerzen z. B. bei einem Bandscheibenvorfall auf ein Maß reduzieren kann, das dem Patienten einigermaßen erträglich erscheint. Das heißt, daß er nach wie vor starke, aber eben erträgliche Schmerzen hat. Diese Linderung hat nichts mit der Heilung, wie ich sie mit der neurotopischen Therapie erreiche, gemein. Als kausale Heilung betrachte ich den Zustand, in dem die Schmerzen als Ausdruck des Entzündungsgeschehens absolut verschwunden sind und alle Vitalfunktionen zurückkehren, so wie sie vor dem Ausbruch der Erkrankung vorhanden waren. Dabei ist es ohne Bedeutung, von relativer oder absoluter Heilung zu sprechen.

Schmerz: Symptom oder Krankheit?

Eventuell, so gestehen inzwischen immer mehr Ärzte der neurotopischen Therapie zu, könne sie tatsächlich zur Schmerzfreiheit führen. Aber das hieße ja noch lange nicht, daß auch die Krankheit geheilt sei. Die neurotopische Therapie beeinflusse nur das Symptomgeschehen, sonst nichts. Natürlich sind Schmerzen an sich keine Krankheit, sondern meistens nur ein Warnsymptom. Für mich sind Schmerzen Anzeichen für Entzündungen in Geweben oder Gelenken, deren Bedeutung von der klassischen Medizin ignoriert wird, mit der Folge, daß häufig Präparate verabreicht werden, die mehr schaden als nutzen, nicht zuletzt auch deshalb, weil man die eigene Ohnmacht nicht eingestehen will.

Ein weiteres Zeichen von Hilflosigkeit besteht in der Diagnose, daß die Schmerzen der Patienten psychische Grundlagen hätten, daß es sich um sogenannte psychische Überlage-

rungen handele. „Sie bilden sich ihre Schmerzen zum großen Teil wohl nur ein und sollten sich endlich mit Ihnen abfinden“, lautet allzu häufig das abschließende Urteil des behandelnden Arztes. Ich dagegen behaupte, daß sie sich mit Ihren Schmerzen natürlich nicht abfinden müssen.

Ich streite nicht ab, daß das Schmerzgeschehen äußerst komplex ist. Wie Schmerz entsteht, sich entwickelt und ausbreitet – das sind Vorgänge, die noch intensiv erforscht werden müssen. Ich streite auch nicht ab, daß man sich um den Patienten bemüht. Doch die meisten dieser Bemühungen reichen nur für eine Linderung der Schmerzen, nicht aber für eine langjährige Schmerzfreiheit, wie sie mit der Mikrozirkulationssteuerung über die neurotopische Therapie möglich ist.

Neurotopische Therapie: Kosten, Entscheidungen und Fragen

Erfolgreich behandelt: Der Fall Helmut Kettner

Die Straße ist regennaß im Herbst 1961. Helmut Kettner ist froh, daß sein Arbeitskollege ebenfalls außerhalb von München wohnt. So kann er mit ihm nach Hause fahren, braucht nicht die lange Fahrzeit mit Bus und Bahn auf sich zu nehmen. Doch an diesem Tag wird er nicht nach Hause kommen. Der Wagen seines Arbeitskollegen kommt auf der nassen Fahrbahn plötzlich ins Schleudern, dreht sich mehrmals um die eigene Achse. Dann prallt er genau mit der Beifahrerseite gegen einen Baum. Als Helmut Kettner aus den Trümmern befreit wird, steht es nicht gut um ihm. Seine ganze rechte Seite ist zerschmettert: Seine Rippen sind gebrochen, die Knochen drücken sich in die Lunge. Das Schlüsselbein und sein Oberschenkel sind ebenfalls gebrochen. Drei Tage liegt Helmut Kettner im Koma. Doch er hat Glück im Unglück: Während der Rekonvaleszenz heilen die Brüche sehr gut, schon bald kann er wieder in seinem Beruf als Dreher arbeiten. Doch es fällt ihm schwer zu laufen. Aber auch da hat er Glück. Kurz nach seiner Genesung eröffnet eine neue Firma ihren Betrieb außerhalb Münchens, ganz in der Nähe seiner Wohnung. Das kommt Helmut Kettner außerordentlich gelegen. Er muß nur noch wenige Meter zu seinem neuen Arbeitsplatz fahren.

Ungewisses Leiden

Trotzdem ist Helmut Kettner seit dem schweren Unfall nicht mehr richtig glücklich geworden. Denn seither leidet er ständig unter starken Rücken- und Kopfschmerzen. In den nächsten siebzehn Jahren gewöhnt sich Helmut Kettner an diesen Zustand. Eines Tages muß er jedoch feststellen, daß er, vor allem nach starken Belastungen, abends plötzlich Fieber bis zu 39 Grad bekommt. Er entschließt sich zu einer Kur. Doch der Heilaufenthalt nutzt ihm nichts, Kopf- und Rückenschmerzen halten weiter an, die Fieberschübe lassen sich nicht abstellen. Dann muß Helmut Kettner wieder auf den Operationstisch. Diagnose: Kreuzbandriß.

„Der Arzt stellte fest, daß es ein alter Riß war, der noch von dem Unfall herrührte." Nach der Operation überfällt Helmut Kettner plötzlich eine unkontrollierbare Unruhe, ein starkes Reißen in den Beinen. Der Nervenarzt wird verständigt. „Doch der Arzt meinte, das wäre weder eine Spätfolge des Unfalls noch hätte die letzte Operation dies ausgelöst. Vielmehr handele es sich dabei um die Anzeichen eines Nervenleidens." Helmut Kettner fühlt sich immer unwohler, schließlich kann er seinen Fuß nicht mehr gezielt bewegen, sondern nur noch nachziehen. Dann werden beide Beine gefühllos. Mehrere Untersuchungen, unter anderem auch in einer Nervenheilanstalt, bringen keine Ergebnisse. Die einzigen Erkenntnisse dieses Untersuchungsmarathons: Helmut Kettner scheint Probleme mit seiner Wirbelsäule zu haben. „Bei diesen Untersuchungen stellten sie dann auch fest, daß eines meiner Beine kürzer als das andere ist und daß es bei mir Probleme mit der Wirbelsäulen-Flüssigkeit gäbe. Dadurch könnten immer wieder Entzündungen entstehen, die

den Schmerz und das Fieber erklären würden. Aber hundertprozentig sicher sei man sich da nicht."

Tag und Nacht Schmerzen

Drei Jahre später, 1988, werden die Schrauben aus dem Knie von Helmut Kettner entfernt. „Daraufhin verschlechterte sich meine Situation noch mehr. Unerträgliche Schmerzen, Tag und Nacht. Eine Qual, die ich nicht mehr ignorieren konnte. Obwohl ich in den letzten Jahren sehr viel durchgemacht hatte: An diesen Zustand konnte ich mich einfach nicht mehr gewöhnen." Es folgen Aufenthalte in Kur- und Rehabilitationskliniken. Ein Verdacht auf Multiple Sklerose bestätigt sich nicht. Der einzige Vorteil in diesem Jahr der Klinik- und Kuraufenthalte: „Ich verspürte ein wenig Linderung, konnte endlich mal wieder durchschlafen." Doch schon ein Jahr später sind die Kuraufenthalte wirkungslos. „Mein Zustand verschlechterte sich immer mehr. Inzwischen wurden meine Schmerzen so unerträglich, daß ich meinen eigenen Körper nicht mehr berühren konnte. Legte ich meine Hand auf meinem Oberschenkel ab, dann schmerzte der, als würde dort ein Feuer brennen." 1993 bekommt Helmut Kettner seinen Rentenbescheid. Er ist zu 80 Prozent arbeitsunfähig.

Nach zehn Jahren wieder frei bewegen
Zu dieser Zeit hat Helmut Kettner die Gelegenheit, sich Berichte über die Kochsalztherapie im Fernsehen und im Rundfunk anzuschauen und anzuhören. Danach entschließt er sich, meine Praxis aufzusuchen. Nach acht Behandlungen kann er sich wieder bewegen, kann sich bücken und sogar wieder Gegenstände vom Boden aufheben. Helmut Kettner nimmt drei Nachbehandlungen, doch wie von mir vermutet, wirken sie sich nicht auf die Beine aus. Sein Gang, d. h. die Deformationen an Beinen und Füßen, konnte die Kochsalztherapie nicht verbessern. „Aber nie mehr hatte ich diesen Schmerz in Beinen, Armen und Hautbereichen wie die ganzen Jahren zuvor. Das war für mich das Wichtigste überhaupt. Denn ich konnte endlich auf alle Schmerzmittel verzichten.“

Die neurotopische Therapie wird bezahlt
Die Familie ist zwar ursprünglich bereit, für die Kosten dieser Behandlung privat aufzukommen, doch da der Erfolg dieser Behandlung so offensichtlich - ist, scheut Helmut Kettner sich nicht mehr, seine Krankenkasse um eine Teilübernahme der Kosten zu bitten. Doch die Krankenkasse lehnt ab.

Helmut Kettner schickt seiner Krankenkasse daraufhin die Unterlagen von den Ärzten, die ihn behandelt haben. Aus diesen Unterlagen geht deutlich hervor, daß Herr Kettner als ein hoffnungsloser Fall betrachtet wurde. Im Gegensatz dazu beurteilt ein Internist den gesundheitlichen Zustand Herrn Kettners nach der neurotopischen Therapie folgendermaßen: „Jetzt hat sich der Patient einer wohl unkonventionellen aber subjektiv und objektiv erfolgreichen stationären Kur in der Privatklinik Dr. Volker Desnizza in Baden-Baden unterzogen, bei denen multiple perineurale Injektion Besserung einer neurolog. Mikrozirkulation in den entzündeten Nervenwurzeln erbrachten. Das spastische Gangbild hat sich hierauf deutlich gebesssert, die motorische Kraft in beiden Oberschenkeln hat sich insofern gebessert, als daß der Patient sich weitaus müheloser aus dem Sitzen ohne Zuhilfenahme der Armfunktion erheben kann.“ Daraufhin erstattet die Krankenkasse alle Behandlungskosten für diese Therapie

Wer übernimmt die Kosten für die neurotopische Therapie?

Obwohl ich eine Privatpraxis betreibe, haben bis Ende 1993, d. h. bis die Gesundheitsreform in Kraft trat, zwei Drittel aller Kassen zwischen 50 und 80 Prozent der Kosten für die neurotopische Therapie übernommen. Häufig kam es darauf an, welche Sachbearbeiter in welchen Regionen über entsprechende Anträge der Patienten zu entscheiden hatten. Abgelehnt wurde die Kostenübernahme in vielen Fällen, wenn Gutachter beauftragt wurden, die neurotopische Therapie zu bewerten. Die häufigsten Argumente gegen diese Therapie:

- Die neurotopische Diagnostik und Therapie „ist nach den Regeln der Schulmedizin nicht nachzuvollziehen und entbehrt der wissenschaftlichen Grundlage".
- „Im Gegensatz zur rheumatischen Basistherapie mit Substanzen wie Methotrexat oder Gold, die sich auf wissenschaftliche Studien stützt, ist ein therapeutisches Ansprechen der Behandlungsformen von Dr. Desnizza nicht belegt."

- Es wäre „wesentlich wirtschaftlicher gewesen", so hieß es im Falle einer Patientin, der die klassische Medizin über Jahre weder mit physikalischer Therapie noch mit Medikamenten usw. helfen konnte, wenn anstelle der Kochsalzbehandlung eine „Placebobehandlung zur Anwendung" gekommen wäre oder man trotz der unentwegten Schmerzen den „Spontanheilungsverlauf" abgewartet hätte.
- Nach Meinung eines Fachmannes „ist es äußerst fraglich, ob man so weitgehend mystifizierend die elementarsten physiologischen Erkenntnisse ohne weiteres auf den Kopf stellen darf".
- Im Falle von Ute Müller, mit deren unglaublichen Krankheitsverlauf ich dieses Buch einleitete, lehnte die Krankenkasse die Bezahlung der Therapie mit der Argumentation ab, der Gutachter wäre zu dem Schluß gekommen, daß „die schulmedizinischen Behandlungsmethoden bei Ihrem Krankheitsbild ausreichend und zweckmäßig" gewesen seien. Es ist daran zu erinnern, daß die Mediziner Ute Müller geradezu zwingen wollten, einen chirurgischen Eingriff an ihrer Bandscheibe vor-

nehmen zu lassen. Insofern ist die weitere Begründung der Kostenverweigerung sehr bitter, denn dort heißt es: „Es ist durchaus möglich, daß Sie durch diese Außenseiterbehandlung einen gewissen Placeboeffekt erfahren haben. Dies kann jedoch nicht dazu führen, daß die Krankenkasse die Kosten einer Therapie übernimmt, deren Erfolg wissenschaftlich nicht zu beweisen ist."

- Im Falle des juvenilen Rheumas von Andreas Pissoke kommen die Gutachter nach ihrer Untersuchung zu dem Schluß, daß „eine Aktivität des Rheumas ... zum derzeitigen Zeitpunkt jedoch nicht nachweisbar" ist. Wir erinnern uns, daß Chirurgen die Fingergelenke von Andreas Pissoke austauschen wollten. Obwohl die Gutachter konstatieren, daß das Rheuma ganz offensichtlich gestoppt wurde, kommen sie zu dem Schluß: „Aus rheumatologischer Sicht ist diese Therapie weder zweckmäßig noch notwendig gewesen ... Die im Jahre 1992 begonnene neurotopische Therapie kann keine Besserung, nach ärztlichem, nach den jeweiligen medizinisch-wissenschaftlichen Erkenntnisstand orientiertem Ermessen, möglich machen." Insofern seien

„operative Maßnahmen ... sinnvoller gewesen als die neurotopische Behandlung". Das Gericht schloß sich dieser Auffassung an und wies die Klage von Andreas Pissoke ab. Fazit: Obwohl er zum erstenmal in seinem Leben über Jahre schmerzfrei leben kann, hätte er sich lieber operieren lassen sollen.

Rechtsprechung für die neurotopische Therapie

Auch gegen Gutachtermeinungen kamen Gerichte zu dem Urteil, daß die neurotopische Therapie von den Kassen finanziert werden muß. Vor allem, wenn es sich um nur schwer oder überhaupt nicht heilbare Krankheiten wie zum Beispiel den Morbus Bechterew handelt. In solchen Fällen könne sich eine Krankenkasse, so argumentierten die Richter, nicht auf den Standpunkt stellen, daß eine Behandlung wissenschaftlich allgemein anerkannt sein müsse. Denn: „Eine Berufung auf diese Klausel setzt ... voraus, daß sich eine wissenschaftlich allgemein anerkannte Heilmethode herausgebildet hat und die Inanspruchnahme dieser Heilmethode dem Versicherungsnehmer zumutbar ist." Vor allem im Falle unheilbarer Krankheiten folge zwangsläufig, „daß jede Behandlung dieser Erkrankung experimentellen Charakter hat, ohne daß der Nachweis medizinischer Richtigkeit geführt werden kann". Patienten sei nicht zuzumuten, „sich weiterhin nur nach den in ihrem Fall erkanntermaßen erfolglosen schulmedizinischen Methoden behandeln zu lassen . . . Als notwendig ist im Fall des Versagens der Schulmedizin auch die Heilbehandlung nach Methoden der alternativen Schulmedizin anzuerkennen". Ein Ausschluß alternativer Heilmethoden sei nur in dem Falle gerechtfertigt, in dem Leistungen begehrt würden, die „auf abergläubischer Überzeugung beruhen . . . oder wenn sich die Unwirksamkeit der Methode, für die Ersatz begehrt wird, empirisch beweisen ließe". In dem konkreten Fall kam das Gericht zu dem Schluß: „In Anbetracht der Tatsache, daß die Ehefrau des Klägers jahrelang erfolglos von einer Vielzahl von Ärzten nach unterschiedlichen, von der Beklagten (der Krankenkasse) nicht beanstandeten Behandlungsmethoden therapiert worden ist und sich die Kosten für die

hier streitige Therapie durch Dr. med. Desnizza in einem angemessenen Rahmen halten, ist die Beklagte zum Ersatz der Aufwendungen für diese Heilbehandlung . . . verpflichtet."

**Bundessozialgericht:
Krankenkassen müssen zahlen!**
Damit folgte das Gericht dem Urteil des Bundessozialgerichtes vom März 1988, dementsprechend Krankenkassen auch die Kosten für Naturheilverfahren und „Außenseitermittel" übernehmen müssen, wenn anerkannte Mittel und Methoden für einen Patienten nicht geeignet sind. In diesen Fällen gebieten nach Ansicht des Bundessozialgerichtes sogar die „Regeln der ärztlichen Kunst", auch Methoden anzuwenden, deren Wirksamkeit (noch) nicht gesichert ist. Auch wenn die fehlende Anerkennung der Verordnung derartiger Methoden und Mittel als Kassenleistung enge Grenzen setze, sei die Anwendung auf jeden Fall gerechtfertigt, wenn ein Therapieerfolg „wenigstens möglich" erscheint. Dort, wo Patienten dieses Recht in Anspruch nahmen, trauten sich die Versicherungsträger bisher nicht, Widerspruch gegen entsprechende Urteile der Landessozialgerichte einzulegen.

Wissenschaftlichkeitsklausel ungültig
Auch private Krankenversicherungen können Leistungen nicht mehr mit dem Hinweis auf „wissenschaftlich nicht allgemein anerkannte" Untersuchungs- oder Behandlungsmethoden verweigern. Diese sogenannte „Wissenschaftlichkeitsklausel" hat der IV. Zivilsenat des Bundesgerichtshofes für unwirksam erklärt. Auf der einen Seite meinten die Richter, daß sowohl der Ausschluß unseriöser Behandlungsmethoden wie auch das Wirtschaftlichkeitsdenken diese Klausel plausibel erscheinen ließen. Dennoch sei sie nicht rechtswirksam, da mit ihr automatisch auch die Behandlung unheilbarer Krankheiten ausgeschlossen sei. Entscheide sich der Versicherte für die Methoden alternativer Medizin, dann müsse dies auch bezahlt werden (Karlsruhe, Urteil vom 23/6/1993, IV. ZR. 135/92).

Was kostet die neurotopische Therapie?

Das Gericht sagte es bereits: Die Kosten für eine Behandlung mit der neurotopischen Therapie halten sich in einem „angemessenen Rahmen". Ich rechne meine Leistung über die private Gebührenordnung für Ärzte (GOÄ) ab. Für eine Perineuralinjektion wird der Normalsatz, der sogenannte Schwellenwert, berechnet. Einen Einfachsatz gibt es hier nicht. Der Normalsatz ist immer der 2,3fache Steigerungssatz, also der niedrigste Satz überhaupt, den ein Arzt für ärztliche Leistungen abrechnen kann. Technische Leistungen werden mit dem 1,8fachen Satz abgerechnet. Die Spritze zählt zur ärztlichen Leistung, weil der Arzt sie in den Körper gibt. Es handelt sich hierbei um die Gebührenordnungsziffer 254. Darunter wird die perineurale Injektion, die multiplerweise durchgeführt wird, mit 23,– DM abgerechnet. Jede Behandlung mit durchschnittlich 23 Injektionen kostet also 529,– DM. In den meisten Fällen werden zwölf Behandlungen durchgeführt. Die gesamte Behandlung kostet somit 6348,– DM.

Kosten: Unsinnige Kritik
Kritiker verweisen häufig darauf, daß eine Behandlung nicht mehr als 100,- DM kosten dürfe. Sie verschweigen den Patienten allerdings, daß diese Summe im Rahmen einer

kassenärztlichen Minimalmedizin liegt, der Verfahren wie die neurotopische Therapie unbekannt sind. Minimalmedizin heißt, daß ein Arzt nicht mehr als fünf Spritzen geben darf. Und das ist auf den ersten Blick auch verständlich, wenn man bedenkt, daß diese Spritzen normalerweise mit Medikamenten gefüllt sind. Die Kassenfunktionäre ignorieren aber, daß ich eine ganz andere Therapie anwende, indem ich gleichsam per Hand gezielt an jene Nerven gehe, die in das Entzündungsgeschehen eingreifen. Und dieser Eingriff ist in der Kassenmedizin nicht vorgesehen. In der Kassenmedizin gibt es nur die Infiltration eines gesamten Bereiches wie zum Beispiel die Anästhesierung des Rückenbereiches. Diese kostet 17,50 DM. Die Punktion der Hüftgelenke kostet 30,– DM. In diesem Falle hat der behandelnde Arzt mit fünf Spritzen die Summe von 100,– DM erreicht. Und mehr darf er auch nicht ausgeben. Die Ansicht, daß Neurologen und Rheumatologen mit diesen Sätzen gleiche Erfolge wie ich erzielen, erscheint mehr als unsinnig, denn dann brauchten ihre Patienten mich nicht mehr aufzusuchen.

Warum nicht weiter als Kassenarzt arbeiten?

Aus diesem Grunde war ich nicht mehr bereit, als Kassenarzt tätig zu sein. Zu Beginn meiner Schmerztherapie rechnete ich alles mit der Kasse ab. Bis zu dem Zeitpunkt, als man mir einmal pro Quartal 25 000,– DM mit der Begründung strich, daß ich trotz zweimaliger Aufforderung nicht im Kassenschnitt liegen würde. Bei der Anwendung von Nervenpunktionen und Infiltrationsbehandlungen läge ich weit über dem Durchschnitt meiner Kassenkollegen. Daraufhin ließ ich meine Kassenzulassung bis heute ruhen. Einerseits müssen die Kassen ihren Patienten diese Behandlung meist sowieso bezahlen. Anderseits würde mich das Kassenarztrecht derart binden, daß die bisherige Entwicklung und erfolgreiche Weiterarbeit mit der neurotopischen Therapie so gut wie unmöglich wäre.

Wieviele Kochsalzbehandlungen sind notwendig?

Zwölf Sitzungen à 23-24 Injektionen sind Voraussetzung für einen optimalen Behandlungserfolg. Nach zwölf Sitzungen kann man bei jedem Patienten relativ sicher sein, daß die Mikrozirkulation mindestens zwei Jahre, in den meisten Fällen aber weitaus länger geöffnet bleibt. Bei mehr als zwölf Behandlungen, besteht die Gefahr einer Nervenüberreizung. Nach dem fünfzehnten Mal tritt diese Nervenüberreizung meistens ein. Hier liegt also die Grenze der Behandlung.

Wieviele Nachbehandlungen sind notwendig?

In 80 Prozent aller Fälle ist die zwölfte oder dreizehnte Behandlung auch die letzte. In ebenso vielen Fällen sind die Krankheitssymptome sechs bis acht Wochen nach der letzten Spritze für Jahre verschwunden. Die restlichen 20 Prozent der Patienten haben zum Teil über 20, 30 Jahre Rheuma oder einen sehr hohen Rheumaanteil im Blut oder bereits langjährige Entzündungsgeschehen in den Gelenken. Diesen Patienten hilft eine einmalige Behandlung in den seltensten Fällen. Um die in diesem Fall symptomatische Heilung über Jahre stabilisieren zu können, müssen sie nach einem Vierteljahr eine Auffrischungsbehandlung mit drei bis vier Sitzungen vornehmen lassen.

Geduld und Vertrauen

Natürlich ist die neurotopische Therapie keine Wunderbehandlung. Alle Patienten werden darüber aufgeklärt, daß sie nicht nach der zweiten Behandlung, also nach 40 Injektionen, geheilt sind, sondern daß mindestens zwölf Behandlungen notwendig sind, um die körpereigenen Heilungsvorgänge zu initiieren, und daß das volle Behandlungsergebnis erst sechs bis acht Wochen später zu spüren ist. Dazu gehört von Seiten der häufig leidgeprüften Patienten ein wenig Geduld und auch Vertrauen. Doch das ergibt sich meist ganz von allein, denn ich lege besonders viel Wert darauf, jeden einzelnen Patienten ausführlich über die Möglichkeiten und Grenzen der neurotopischen Therapie aufzuklären. Die Gespräche und Voruntersuchungen schaffen das Vertrauensverhältnis, das für die Behandlung sehr wichtig ist. Denn nur wenn die Patienten Vertrauen haben, ertragen sie das oftmals schmerzhafte Auf und Ab des Heilungsprozesses.

Neurotopische Therapie = Medizin ohne Spezialisten?

Natürlich bedeutet die neurotopische Therapie nicht, daß die Medizin auf ihre Spezialisten verzichten könnte. Denn mit der neurotopischen Therapie werden nur Entzündungen behandelt. Ein Gastroenterologe, der für den Magen-Darm-Trakt spezialisiert ist, hat aber nicht nur die Aufgabe, Entzündungen zu bekämpfen. Er diagnostiziert mit Hilfe modernster Geräte, inwieweit sich ein Magenschleimhautgeschwür ausgebreitet hat, ob es sofort operiert werden muß oder ob sich noch eine medikamentöse Therapie anbietet. Seine Kompetenz liegt darin, zu entscheiden, welche magensäurehemmenden Mittel z. B. bei einer chronischen Gastritis oder im Akutfall eingesetzt werden müssen. Dieses Tätigkeitsfeld kann man auch auf andere Bereiche der Medizin, z. B. auf den Urologen übertragen. Er muß die Diagnose für Niere, Blase oder Prostata stellen. Kommt ein Patient mit unspezifischen Schmerzen zu ihm, dann muß er mit Hilfe moderner Diagnostik erkennen, um welche Erkrankung es sich handelt. Zwar basieren viele urologische Erkrankungen auf Entzündungen. Aber es können genausogut Unfälle, es können Blasen-, Nieren- und Harnleitersteine sein. In solchen Fällen muß instrumentell vorgegangen werden, oder die Patienten müssen sogar operiert werden. Die Spezialisten sind auf vielfältigste Weise gefordert.

Wer kann neurotopisch therapieren?

Die neurotopische Therapie kann eigentlich jeder Arzt vornehmen. Zunächst sollte sie Interesse in den Klinken und Universitäten finden. Hier könnten die wissenschaftlichen Fragen diskutiert werden, hier könnte auch das Wissen um die exakte Anwendung der neurotopischen Therapie weitergegeben werden. Häufig rufen Studenten bereits vor der Beendigung ihres Studiums bei uns in der Praxis an und wollen diese Methode erlernen. Nur: Sie ist nicht so einfach anzuwenden, wie es manchem scheinen mag. In meiner Praxis in Baden-Baden arbeiten nur approbierte Ärzte.

Selbst Anästhesisten, die eigentlich die Nervenpositionen sehr gut kennen, brauchen bis zu einem dreiviertel Jahr intensiver Ausbildung, bevor sie einen Patienten richtig behandeln können. Behandeln heißt, den Bereich an den Nerven, die sich in ca. 40 mm Tiefe verbergen, mit der Injektionsnadel auf 2 bis 3 mm genau zu treffen. Dazu muß man außerordentlich exakt arbeiten. Erst dann kann sich die Spritztechnik des behandelnden Arztes immer mehr verfeinern. Viele Ärzte hält das Risiko ab, die neurotopische Therapie anzuwenden, weil sie befürchten, in Regress genommen zu werden, wenn sie die Nerven aus Versehen irreparabel verletzen. Eine gute Technik macht dieses Risiko kalkulierbar. Beherrscht ein Arzt diese Methode nach ungefähr einem Jahr, dann ist er in der Lage, damit sehr gute Erfolge zu erzielen. Vorausgesetzt, er ist auch mit der Theorie dieses Verfahrens vertraut und hat die Erfahrung, seinen Patienten erklären zu können, wie die Natur heilt. Denn in jedem Stadium, in dem sich der Patient mit seiner körpereigenen Heilung befindet, muß ihm immer wieder übersetzt werden, was die Natur gerade tut, warum die Schmerzen jetzt so stark sind, warum sie plötzlich verschwunden und übermorgen wieder da sind und warum die Schwellung vorübergehend stärker ist und dann auf einmal ganz zurückgeht. Die Gesamtausbildung entspricht meiner Ansicht nach einer kleinen Facharztausbildung.

Grenzen der neurotopischen Therapie

Die Grenzen der neurotopischen Therapie liegen sehr vereinfacht gesagt dort, wo es sich um Krankheiten handelt, wie z. B. spastische Lähmungen, Erkrankungen wie Alzheimer, wo das Hirn degeneriert, oder die Multiple Sklerose, wo die Myelinscheiden degenerieren und Narben die Gehirnfunktionen Stück für Stück beeinträchtigen. Behandelt werden können auch keine Schmerzen, die nicht mittel- oder unmittelbar von Entzündungen stammen. Dazu gehören zum Beispiel Schmerzen nach einem Hirn- oder Herzinfarkt. Wird hierdurch z.B. der rechte Arm gelähmt, dann entstehen bei bestimmten Bewegungen Schmerzen, weil die Muskel-züge mitarbeiten müssen. Diese werden gedehnt, können aber nicht mehr in Anspruch genommen werden, weil sie durch den Ausfall bestimmter Nerven funktionsuntüchtig sind.

Ebenso verhält es sich bei einer spastischen Parese vom Rückenmark herrührend. Diese Patienten haben Schmerzen, weil sie nicht mehr aufrecht laufen können. Sie müssen Verrenkungen machen, die wiederum das statische Gleichgewicht ins Schwanken bringen. Sie beanspruchen dann in schmerzhafter Weise bestimmte Muskelzüge. Das sind vorübergehende Schmerzen, die nur bei bestimmten Bewegungen entstehen und mit Entzündungen nichts zu tun haben. Die neurotopische Therapie kann auch dann nicht mehr helfen, wenn Gelenkveränderungen vorliegen. Patienten wie Andreas Pissoke oder Gudrun Wiegand können zwar ohne Schmerzen leben. Doch die knorpelig aufgetriebenen, kolbenförmigen Gelenke des juvenilen Rheumas oder das durch den Morbus Bechterew gebeugte Rückgrat werden deswegen nicht wieder gerade. Die Patienten erlangten zwar durch die neurotopische Therapie eine vollkommen neue Lebensqualität. Ihre Gelenke kann die Natur jedoch nicht mehr heilen. In allen Fällen ist die Heilung abhängig von der Vorschädigung des Patienten. Die neurotopische Therapie beseitigt letztlich nur Entzündungen, weil durch die Kochsalzbehandlung das Elektrodefizit ausgeglichen wird, das der Nerv im entzündeten Zustand aufweist. Die bestehende Entzündung wird beseitigt, und nur dadurch entsteht die Schmerzfreiheit.

Nachwort und Ausblick

Durch die in diesem Buch vorgestellte „Neurotopische Diagnostik und Therapie" soll vielen verzweifelten Patienten, die seit Jahren von Arzt zu Arzt laufen, möglicherweise geholfen werden. Durch die seit vielen Jahren in Baden-Baden erzielten Erfahrungen, habe ich festgestellt, daß dies durch eine einfache Diagnose herauszufinden ist, die nicht einmal 100 Mark kostet und dem Patienten außerhalb der schulmedizinischen Methoden helfen kann, einen Weg zur Schmerzfreiheit zu finden. Beispielsweise sind Gelenkentzündungen heilbar, obwohl schon seit Jahren die Gelenke deformiert sind. Sie werden nämlich weiter deformiert, wenn die Entzündungen bestehen bleiben. Die Natur bildet auch wieder Ersatzmechanismen, die durchaus in der Lage sind, zerstörte Funktionen, bis zu einer gewissen Grenze, zu kompensieren. Voraussetzung ist allerdings, daß die Durchblutung wieder funktioniert. Der Grundsatz „Wo Blut fließt, heilt es auch" gilt immer noch. Ohne Elektrizität aber findet keine Durchblutung und keine Entschlackung statt.

Weitere Möglichkeiten der körpereigenen Heilung über diese Methode bestehen auch in der Krebsvorsorge. Da die Krebsgeschwulst mit einer Entzündung eng verbunden ist und an dieser die Kapillaren meist verschlossen sind, können hier durch die Öffnung dieser Blutgefäße die Abwehrkräfte des Körpers wieder wirken. Es ensteht als Folge ein heftiger lokaler Schmerz. Ein Problem beim Krebs besteht darin, daß er häufig zu spät erkannt wird. Z. B. wird oft der Darmkrebs nicht festgestellt, weil sich die Schmerzen auf den Rücken übertragen. Dann wird jahrelang ein Bandscheibenleiden mit Medikamenten behandelt.

Desgleichen habe ich bemerkt, daß sich Entzündungen viele Jahre auch latent, d. h. unbemerkbar, halten können. Das kann eine Nierenbeckenentzündung sein, die vor 25 Jahren mit Antibiotika behandelt wurde und bis jetzt schmerzfrei blieb. Ich behandelte einen solchen Patienten wegen der Diagnose „Lumbalgie", unter der dieser Patient seit Jahren litt. Plötzlich hatte der Patient heftigste Schmerzen für drei Tage, wie sie damals bestanden. Es war die Restheilung, weil damals ein Nierengewebebereich verschlossen war.

Jedes Medikament, ob chemisch oder homöopathisch, muß über die Blutgefäße zum Wirkort hingebracht werden, sonst kann es nicht wirken. Deshalb müssen diese Gefäße geöffnet werden, und das geschieht über die Nerven.

Zu den Kassen: Immerhin haben bis Ende 1993 80 % aller gesetzlichen Krankenkassen die Kosten dieser Therapie mehr oder weniger bezahlt. Wegen des „Seehofer-Gesetzes" dann kaum mehr bis August 1994. Jetzt beteiligen sich wieder viele Kassen an den Behandlungskosten.

Dieses Buch soll dazu beitragen, die Lebensqualität wieder herzustellen und damit vielleicht sogenannte nicht heilbare Krankheiten wieder „in den Griff" zu bekommen.

Anhang

Neurotopische Diagnostik und Therapie nach Dr. Desnizza

Über die Methode

Die neurotopische Therapie wurde von mir bereits vor über 14 Jahren entwickelt und seit 12 Jahren relativ erfolgreich bei mehr als 20 000 Patienten durchgeführt. Sie ist in meinen Statistiken der Jahre 1990 bis 1994 wissenschaftlich-empirisch belegt. Klinische Erfolge nach erfolgter Therapie sind außerdem von unabhängigen Ärztekollegen sowie von Krankenanstalten bescheinigt worden. Mittlerweile weiß man, daß Injektionen von Kochsalzlösung gegen Schmerzen wirken können, wie auch Professor Dr. Edzard Ernst aus Exeter (England) in den „Fortschritten der Medizin" berichtete (Hamburger Abendblatt vom 10. Mai 1995).

Erfolge in der Entzündungsbeseitigung sind jederzeit reproduzierbar und damit auch klinisch nachvollziehbar. Die Erfolge in der Schmerztherapie korrelieren mit der Beseitigung der Entzündungen. Remissionen kommen vor, sind aber nicht die Regel. Die klassische Schulmedizin steht der Entzündungsfrage machtlos gegenüber und sucht die Heilung vorwiegend in der Chemie sowie mit Operationen in den Griff zu bekommen. Um chronische Schmerzen temporal zu lindern, bedient man sich (weltweit), wie allgemein bekannt, der sogenannten Blockade-Technik. Die frustrierten Patienten, vor allem chronisch Schmerzkranke, sind ständig auf der Suche nach Alternativmethoden. So wurde auch auf Schmerzkongressen, wie im März 1995 in Frankfurt am Main, argumentiert. Gewöhnlich durchlaufen diese Patienten eine Vielzahl von Arztpraxen und Kliniken, weil eben Blockaden nur über eine kurze Zeit Linderung aber keine Heilung verschaffen.

Die Nachvollziehbarkeit der Wirkung durch Ärzte, die diese Form der Therapie nicht kennen oder die sich nicht damit ausführlich beschäftigt haben, ist folglich auch nicht möglich. Wenn Gutachter von Placeboeffekten sprechen, ohne sich nach den wissenschaftlichen Beweisen und der Applikation zu erkundigen, ist das juristisch und wissenschaftlich bedenklich. Placebo-Effekte treten allenfalls bei einzelnen Patienten, nicht aber bei Tausenden auf. Diese Therapieform kann daher von einem „Fachgutachter" – und sei er noch so honoriert als Professor in der klassischen Medizin – nicht beurteilt werden. Unter Wissenschaftlichkeit versteht man unter anderem vor allem die Neugier, die zu neuen Erkenntnissen führt. Die Medizingeschichte zeigt sehr eindrucksvoll diese „Gutachter-Irrtümer" auf. Es dauerte früher oft 30-50 Jahre, bis sich eine neue Methode durchsetzte. Man sollte nach dem Grundsatz vorgehen: „Wer heilt, hat recht!"

Wenn aber Gutachten erstellt werden, so meine ich, sollte das Gegenteil nicht nur aus der schulmedizinischen Sicht behauptet, sondern auch von den Gutachtern bewiesen werden. Selbstverständlich muß eine Heilmethode den wissenschaftlichen Grundsätzen genügen. Sie muß mit zunächst empirischen Statistiken und dann mit Doppelblind-Versuchen erfolgreich nachgewiesen werden. Empirische Statistiken liegen mir und meinem Team

(vier weitere Kollegen) vor. Es wurden ebenfalls für die Internationalen Kongresse, auf denen wir 1995 vertreten sind (siehe Anhang), bereits sieben wissenschaftliche Studien durchgeführt.

Eine Doppelblindstudie (der Therapeut wendet seinen Wirkstoff und ein Placebomittel an, ohne zu wissen, welches bei einem bestimmten Patienten injiziert wird) wird derzeit von der Universität von Paris mit uns durchgeführt. Von dieser wird dann auch das Ergebnis unabhängig von uns ermittelt.

Weitere Universitäten, z. B. in den USA, sind ebenfalls an einer Zusammenarbeit mit uns interessiert. Andere Länder folgen noch in diesem Jahr unserer Aufforderung. Verbindungen sind bereits hergestellt.

Die Statistiken, kontrollierte Studien über viele hundert Patienten über die letzten fünf Jahre hinweg, beweisen die Richtigkeit der Theorie. Sie wurden teilweise nachuntersucht sowie mit Fragebögen statistisch-wissenschaftlich konfrontiert. Damit sind zur öffentlich-rechtlichen Anerkennung (laut Oberlandesgericht Stuttgart 1988/92 zur Außenseitermedizin) die notwendigen Beweise zur Wirksamkeit der Methode erbracht worden.

Neurotopische Therapie
(medizinische Basis)

Laborwerte können meist keine Entzündungsparameter nachweisen. Dies gilt ebenfalls für akute Entzündungen im Röntgenbild. Lediglich chronische Entzündungen können über eine Kalzifizierung in der Röntgenaufnahme nachgewiesen werden. Das liegt daran, daß Nervenentzündungen sowie Bindegewebsentzündungen kein Substrat bilden (Labor). Der Rheumafaktor sowie CRP, Entzündungsparameter und sonstige Nachweise, wie sie derzeit mit üblichen Methoden nachgewiesen werden, entfallen nach meiner Erfahrung oft. Das betrifft auch die Blutsenkung, wie das auch die neuesten wissenschaftlichen Veröffentlichungen belegen.

Die Tatsache, daß bereits nach den ersten perineuralen Injektionen vermehrt Schmerzen auftreten, beweist, daß die Diagnose stimmt (neurotopische Diagnostik). Die Schmerzen treten auch ausschließlich im Versorgungsgebiet des Nervs auf, der über die neurotopische Diagnostik festgestellt wurde und wo sich die Entzündungen (Beschwerden) befinden. Diese Entzündungen, die nicht selten von der herkömmlichen Medizin bestritten werden – oder noch schlimmer, nicht einmal in orthopädischen Standardwerken zu finden sind – existieren tatsächlich. Um es banal auszudrücken: Jede isotonische NaCl-Lösung, eingespritzt in entzündetes Gewebe, verursacht Schmerzen; im gesunden Gewebe dagegen nicht! So fühlt der Patient schon bei der Injektion, abhängig von der Entzündung, an verschiedenen Nerven unterschiedliche Schmerzen.

Als positiven Nebeneffekt kann man gleichzeitig Heilerfolge der Begleiterkrankungen verzeichnen. Außerhalb der Orthopädie ist es damit auch gelungen, nun diese Heileffekte auf die Organe innerhalb der Inneren Medizin und anderen Fachrichtungen zu transponieren (siehe Indikationsgebiete). So ist die Methode auch erfolgreich bei resistenten Darmentzündungen, obstruktiven Atemwegserkrankungen sowie bei Hyperthyreose (euthyreote Struma). Nachweislich kommen auch pathologische Blutparameter wie z. B. die Harnsäure, Eisenwerte und Kreatinin, über diese sich auch generell ausbreitenden Durchblutungsvorgänge, ins normale. Hierüber existieren kontrollierte Blut- bzw.

Laborbefunde. Zur Abheilung von „orthopädischen Entzündungen" und Degenerierungen, wie z. B. dem Bandscheibenvorfall, können ebenfalls Beweise in Form von Röntgen- und Computertomographie vorgelegt werden.

Neurophysiologie: (biochemische Vorgänge) – Pathophysiologie

Nicht die isotonische Kochsalzlösung heilt, sondern die Aktivierung des Nervs, herbeigeführt über eine Zuführung der Natrium-Ionen an den im Entzündungsgebiet beteiligten Nerv, die die Öffnung der Mikrozirkulation der Kapillaren über die intramuralen Nervengeflechte in der Arteriolenhülle bewirkt. Dies wird anschaulich über ein Funktionsbild über die Sphinkteren der Arteriole, Metarteriole sowie der muskulären Venole (siehe Sandritter, Allgemeine Pathologie, Kapitel „Intravaskulärer Transport", S. 344, Abb. 3 nach Zweifach; auch in: Netter, Ciba-Collektion, Nervensystem I, Physiologie des Nerven).

Desweiteren dürfte allgemein die sogenannte „Ionenpumpe" (Na-K-Mechanismus) des Nerven bekannt sein. Der Nerv befindet sich im Binde- und Stützgewebe, in welchem er mit Mineralien, Vitaminen und Sauerstoff versorgt wird. Das extrazelluläre Milieu weist eine hohe Natrium-Ionen-Konzentration auf, die durch Diffusion in den Nerv, – und eine aktive Pumpfunktion des Nervs (ATP) der Fraktion der Natrium-Ionen – die normale Funktion der Elektrizitätserzeugung (Aktionspotential) aufrecht erhält. Hinzu kommt der Mechanismus Cl- und Protein-Anionen, die sich elektrisch ausgleichen (isotonische Kochsalzlösung = NaCl).

Im pathophysiologischen Prozeß spielen eigentlich die Natrium-Ionen die große Rolle. Bei Entzündungsprozessen – und damit ist auch die Schmerzerzeugung gemeint – finden sich im Bindegewebe zahlreiche Entzündungsmediatoren. Diese eliminieren und binden die Natrium-Ionen, so daß sie zur Aufrechterhaltung der für die Durchblutung im mikrozirkulären Bereich notwendigen Elektrizität am Nerven nicht mehr beitragen können (fehlendes Aktionspotential). Sie fehlen und müssen wieder zugeführt werden, damit es zur Selbstheilung im sauren Milieu um den Nerven herum kommt. Die extrazellulären Säurepartikel und Mediatoren sind die Folgen und nicht die Ursachen der Entzündung.

So sind an dieser Stelle folgende der Wissenschaft bekannte Vasodilatatoren genannt: Hypoxämie, Hyperkapnie, lokale Acidose, lokale Temperaturerhöhung, lokale Konzentrationserhöhung von Kalium, Lactat, Adenosin etc., Polypeptide (P), EDRF,CGRP, Histamine, Kinine. Die heutige medizinische Wissenschaft sieht als Problem lediglich die Hyperkaliämie an.

Ich meine, daß die an der Nervenmembran verschlossenen Natriumkanäle an der Minderfunktion der Natrium-Kalium-Ionen-Pumpe schuld sind; und das hängt mit der Durchblutung am Nerv zusammen. Denn ausschließlich Natrium-Ionen sowie der Injektionsdruck auf die Nervenmembran von außen können den Prozeß beeinflussen (siehe Hossmann, Messung der Durchblutung, Köln 1993). Solange man sich nur um Messungen der Folgeerscheinungen bemüht und keine klinischen Experimente durchführt, bleibt man auf dem alten Wissensstand.

Zitat einer wissenschaftlichen Aussage (Kongreßbericht im Deutschen Ärzteblatt) der Neurologischen Universitätsklinik Marburg (K. A. Hossmann, Köln 1993): „Bei einem Absinken der Durchblutung im Bereich des Nerven unter einen Wert von 10-12ml/100g/min. stellen die Ionen-Pumpen (Na-K-Pumpe) ihre Tätigkeiten ein, und das Membranpotential bricht zusammen." (Normalwert: ca. 30-50ml/100g/min)

Das bedeutet, daß die Verschlackung um den Nerv ein saures Milieu (siehe Pathophysiologie) erzeugt und damit die für die normale Funktion des Nervs notwendigen Natrium-Ionen eliminiert. Eine Minderdurchblutung am Nerv ensteht. Wir führen diese Natrium-Ionen durch perineurale Injektionen mittels einer NaCl-Lösung wieder gezielt zu. Wir vermuten zusätzlich einen Verdünnungseffekt gegenüber den perineural gelagerten Säuren. Die intraneural entstandene Hyperkaliämie dürfte sich ebenfalls ausgleichen. Durch einfache „Nadelstimulation" z. B. der Akupunktur- oder Injektionsnadel sind meines Erachtens keine über zwei Wochen anhaltende Effekte schmerzlindernder Art möglich. Wir stellen das gesunde Gleichgewicht der Ionen wieder her und veranlassen die normale elektrische Tätigkeit des Nervs.

Bei normalen Entzündungsentstehungen, wie z. B. durch Verschleiß der Knochen und Knorpel (Gelenke, Bandscheiben) ab einem

Alter von einem Jahr bis etwa 35 Jahren (konstitutionsabhängig), sind immer noch genügend Kapillaren (Arteriolen und Venolen) geöffnet, die eine Entsorgung der Säuren (Milchsäure, Kohlendioxid u. a.) und eine Versorgung mit Sauerstoff, Mineralien, Vitaminen vornehmen und gewährleisten können. Physikalische Behandlungsmethoden, wie z. B. Massagen, Fangopackungen und Heilgymnastik, führen dann auch noch zum Erfolg; mit der Ausnahme von rheumatischen Krankheiten.

Im Alter über 35 muß wegen der Alterung mit einer Anhäufung von Schlacken und damit – wegen der Säure-Mediatoren – mit vermehrten Entzündungen gerechnet werden. Für den Körper ist es nun nicht mehr möglich, das schmerzfreie Gleichgewicht zu gewährleisten. Massagen, Fango und ähnliche Anwendungen schaffen es nun nicht mehr, hier regulierend einzugreifen. Die Beschwerden verschlimmern sich. Dieser Zustand stellt sich beim Rheumatiker schon im jugendlichen Alter ein. Sämtliche 18–20jährigen Bandscheibenvorfälle weisen einen „rheumatischen Anteil" im Blut auf. Aber nicht das Rheuma, sondern die Folgeerkran-

kung (Entzündungen) sind das Problem. Der Körper altert und degeneriert über die Entzündung. Auch treten keine Schübe bei „Wetterwechsel" mehr auf. Das korrelliert auch mit den Erkenntnissen der modernen medizinischen Wissenschaft, wonach der „Rheumagipfel" zwischen dem 40. und 60. Lebensjahr liegt.

Im Falle von Rheumaprozessen im Blut entstehen eher Schlacken um die Bandscheiben als ohne diese Komponente. Die Schäden (z. B. Wirbelkörperdeformierungen und Bandscheibendestruktionen) im frühen, sogar im frühkindlichen Alter sind in der Radiologie durchaus nachzuweisen (progerische Wirbelsäule). Das ist jedem Radiologen hinreichend bekannt. Ist der Entzündungsprozeß fortgeschritten, helfen dann meist auf Dauer auch keine sogenannten „stark antientzündlichen" Medikamente oder physikalischen Behandlungen. Die schwer leidenden Rheumatiker sind ein Zeugnis hierfür. Das Medikament – es kann lediglich den Körper in seiner Heilung unterstützen – erreicht, weil die Kapillaren verschlossen sind, nicht einmal den Wirkort. Folglich kann die oft im Beipackzettel propagierte „stark antientzündliche Wirkung" des Medikamentes nicht greifen. Dann entstehen mehr negative Nebenwirkungen als ein Nutzeffekt zur Unterstützung der körperlichen Heilung.

Da alle sogenannten Autoimmunerkrankungen – und dazu gehört das Rheuma – Arten von Allergien darstellen, ist durch ein Rheumamittel meiner Ansicht nach nur eine zeitweilige Unterdrückung dieser Allergie (Rheumaschub, Wetterfühligkeit) möglich. Die Entzündung kann aus den oben genannten Gründen kaum beeinflußt werden. Die „Allergie Rheuma", ist oft auf Jahre beim Patienten nicht mehr präsent, d. h. die Schübe bleiben nach der Entzündungsbeseitigung oft für Jahre aus.

Würden die Medikamente aber wirken, dann hätte auch kein Patient mehr eine einzige Entzündung! Für die Notfälle und vorübergehende Erstlinderung sind sie sicher geeignet. Operationen werden dann als Ultima ratio durchgeführt. Dann allerdings muß mit einer besonders schnellen Arthrose gerechnet werden (Pathologie!). Einziger Vorteil: Relative Schmerzbeseitigung. Die Kosten sind gewaltig! In Deutschland werden zur Zeit jedes Jahr allein 110 000 (!) Hüftgelenke und etwa

50 000 (!) Bandscheiben operiert. Aber: Ohne Arthritis gibt es keine Arthrosis! Die Degenerierung (Arthrosis), welche über die Entzündung (Arthritis) fortschreitet, kann nicht aufgehalten werden. Der Körper kann sich nur selbst helfen, wenn der Blutkreislauf und damit die Mikrozirkulation wieder einigermaßen hergestellt ist. Genau dieses wird über die neurotopische Therapie in Form einer Zuführung von Natrium-Ionen an die an der Entzündung beteiligten Nerven bewirkt.

Überwiegend in der Haut, aber auch im Muskel und Bindegewebe finden sich sogenannte „Vater-Pacini-Körperchen" (Mechanorezeptoren). Auf plötzlichen Druck auf diese werden am afferenten marklosen bis schwach myelinisierten Nerven Generatorpotentiale aufgebaut; das terminale Axonsegment reagiert mit einer Permeabilitätssteigerung für Natrium-Ionen (Na-Einstrom: intracellulär). Das Aktionspotential wird am ersten Ranvier-Schnürring aufgebaut. Es fließt über das zentrale Axon und wird über Motoneuronen an die Skelett-Muskulatur sowie an die Gelenke weitergeleitet. (Siehe Netter, Ciba Collektion, Nervensystem I, Physiologie des Nerven, S. 165.)

Nicht nur der Druck auf die Tastkörperchen sondern auch die wiederhergestellte Konzentration von Natrium-Ionen im extrazellulären Milieu sind für diesen Vorgang die Voraussetzungen. Mit gewissen „Druckanästhesien" durch eine NaCl-Lösung kann nichts bewirkt werden. Ebenso nicht durch irgendeine „NaCl-Spülung". Durch die perineurale Injektion von wenigen „Teilstrichen eines Milliliters" einer NaCl-Lösung kann auch keine für den Nerven schädliche „Druckatrophie" ausgelöst werden. Diese würde auch Ausfallsymptome im Bereich eines Nervs erzeugen. In den zurückliegenden 14 Jahren Therapie ist dies nie vorgekommen! Auch wurden nie sogenannte für den Patienten schädliche Hämatome paravertebral festgestellt. Die in der Literatur festgestellten und der Chirurgie zugeführten Fälle sind unseres Erachtens Ausnahmefälle. Das betrifft auch die Nervenschädigungen über unsachgemäße perineurale Injektionen. Eine Verletzungsgefahr des Nervs ist wie bei jedem nicht fachgerechten Vorgehen immer gegeben. Es sind ebenfalls nie Gefäßverletzungen gravierenden Ausmaßes vorgekommen!

Die um den peripheren Nerv enstandenen ödematösen Schwellungen werden ausschließlich (auf längere Zeit) über die Mikrozirkulation wieder reguliert. Sie sind im Fall eines Diskusprolaps auch meist (nach unseren Erfahrungen) die Ursache der Pseudoparese. Der Sequester wird nach unseren radiologischen Kontrollen meist nach einem halben bis einem Jahr über die hineingebrachten, verbesserten Durchblutungen (Zufuhr von Sauerstoff für die Zelloxidation) phagozytiert. Die Pseudoparese bildet sich nach unseren Erfahrungen meist nach der zweiten Behandlung schon vollständig zurück!

Durch Bandscheibenoperationen können die Schwellungen des perineuralen Bindegewebes, die eigentlich die Schuld an Parästhesien und Fußheberschwächen tragen, nicht behoben werden. Daher resultieren auch die relativ schlechten Ergebnisse nach Operationen. Heutzutage wird allerdings aus diesen Gründen immer zurückhaltender operiert.

Es kann ebenfalls über die neurotopische Diagnostik (Druck auf entsprechende Nerven) von uns nachgewiesen werden, daß dies durchaus mit der von der Neurologie gemessenen veminderten Elektrizität des Nervs übereinstimmt.

Die neurotopische Therapie setzt folgendes voraus:

1. Die möglichst genaue perineurale Injektion an einen peripheren Nerv, der an der Entzündung beteiligt ist.
2. Zuführung von Natrium-Ionen (enthalten in der isotonischen NaCl-Lösung).
3. Die Druckausübung durch die Injektionsmenge (wenige Teilstriche der Spritze) womit die Natrium-Permeabilität der Nervenmembran (Natrium-Schleuse) zunimmt.
4. Die richtige Kombination der beteiligten Nerven.
5. Der Patient darf zur Behandlungszeit kein „Bluter" sein und kein Heparin oder andere starke Blutverdünnungsmittel einnehmen bzw. injizieren.

Die Heilung vollzieht sich körpereigen unter erträglichen Schmerzen noch bis zu drei Monate nach erfolgter perineuraler zwölfmaliger Spritzenkur. Bei sehr fortgeschrittenen Arthrosen oder Polyarthritis bzw. Morbus Bechterew noch bis zu einem Jahr (einem halben Jahr) und unter Umständen mit einer nochmaligen Auffrischung. Grundsätzlich muß bei besonders langjährigen chronischen Fällen eine Auffrischungsbehandlung von sechs Injektionen nach einer therapiefreien sechs- bis achtwöchigen Wartezeit gerechnet werden (Heilenergie-Anhebung wegen der vom Körper benötigten Energie).

Die verbesserte Durchblutung hält dann nach unseren Erfahrungen noch zwei bis fünf Jahre an. Herz- und Lungenprobleme, die als Begleiterkrankungen hierbei bekannt waren, sind ebenfalls auf Jahre hinaus erfolgreich beeinflußt worden. Diese traten nämlich über die Entzündungen der an der Halswirbelsäule austretenden Nerven auf. Mit der Eliminierung dieser wurde der Heilerfolg bestätigt. Oft bleiben auch die Allergien, die z. B. zum allergischen Asthma führten, über drei bis fünf Jahre weg. Dieselbe Erfahrung machten wir beim Rheuma. Die Attacken bleiben aus.

Die Heilung betrifft die Gewebeschichten um die jeweilige Bandscheibe herum genauso, wie die abhängigen Gelenke, die Nerven und sonstige abhängige Strukturen (z. B. Schildrüse, Prostata, „Tennisarm"). Das hängt einfach mit dem Versorgungsgebiet der Nerven zusammen. Die Nerven der Halswirbelsäule innervieren nun einmal die Muskeln der Arme und sorgen für den Bluttransport in Tausenden von Kapillaren. Auch um den Nerv herum kommt es zur Abschwellung des dort durch die Metaboliten (Schlacken) entzündeten Bindegewebes. Die Neuritis (Nervenentzündung) bildet sich zurück.

Zur langanhaltenden Beschwerdefreiheit sind mehrere Behandlungsfolgen notwendig. Die körpereigene Heilung vollzieht sich meist unter erträglichen, wellenförmigen Schmerzen. Durch die Entzündungsbeseitigung kehrt auch die Kraft zurück. Die Heilung ist zeitabhängig von der „Vorschädigung" und der vorausgegangenen Krankheitsdauer.

Leichte Bandscheibenerkrankungen oder leichte Entzündungen benötigen nach unseren Erfahrungen etwa sechs bis acht Sitzungen; pro Sitzung etwa 15 Injektionen. Sind Hüftgelenke (Arthritis) beteiligt, muß mit initial circa zwölf Sitzungen gerechnet werden (pro Sitzung 20–25 Injektionen). Dies betrifft auch Drüsen (Schilddrüse, Prostata, Ovar) und innere Organe.

Durch Entzündungsbeseitigungen im rheumatischen Formenkreis ist es möglich, die Gelenkdegenerierungen wirksam aufzuhalten. Gleichzeitig werden mögliche Begleiterkrankungen vielfach auch beseitigt. Bei den inneren Organen ist z. B. die chronische Bronchitis oder die Insulitis (Pankreatitis) heilbar (nachgewiesen). Lungenmetastasen – von einem Ovarkarzinom ausgegangen – wurden in der Lunge beseitigt (ebenfalls durch schulmedizinische Methoden nach unserer erfolgten Therapie nachgewiesen).

Cortikosteroide und Lokalanästhetika sind unseres Erachtens nur für den Notfall, jedoch nicht für eine kausale Therapie zu gebrauchen. Sie gewähren durch die Blockaden von Nerven sicherlich einen oft guten Soforterfolg und manchmal durch die „Beruhigung" im Entzündungsgebiet auch im Anfangsstadium eine wochenlange Linderung, jedoch keine körpereigene Heilung.

Eine wissenschaftliche Fernsehdokumentation über die neurotopische Theorie und Praxis nach Dr. Desnizza ist fertiggestellt worden.

Liste der wissenschaftlichen Aktivitäten und Literaturhinweise:
Aus dem „Handbook of Clinical Neurology, USA" und als Zitat einer wissenschaftlichen Aussage (Kongreßbericht im Deutschen Ärzteblatt) der Neurologischen Universitätsklinik Marburg (K. A. Hossmann, Köln 1993): „Bei einem Absinken der Durchblutung im Bereich des Nerven unter einem Wert von 10–12ml/100g/min. stellen die Ionen-Pumpen (Na-K-Pumpe) ihre Tätigkeiten ein, und das Membranpotential bricht zusammen." (Normalwert: ca. 30–50ml/100g/min)

European Journal of Pain 13, L. Grabow, G. Bittel zur „Blockbehandlung des akuten Kreuzschmerzes": 1992, S. 34–36, unter: „Erfolgversprechende, aber weniger bekannte Methoden": „Die Injektion nach der Technik von Desnizza mit NaCl 0,9% in den periradikulären Raum".

Mit der Neurologischen Fakultät der Universität von Paris, Frankreich, ist eine Doppelblindstudie mit Professor Dr. Said bereits vereinbart worden. Desgleichen mit der Universität Cambridge und Oxford (England). Mit weiteren europäischen und amerikanischen Universitäten (Los Angeles, Mexico City) ist eine Zusammenarbeit vereinbart worden.

Diese Methode ist bereits auf dem Europäischen Kongreß in Barcelona (Fourth Meeting of the European Neurological Society, ENS) vom 25. bis 29. Juni 1994 von uns veröffentlicht und diskutiert worden (Vortrag 79). In seiner Art ist es der größte Neurologen-Kongreß der Welt. Thema: Bandscheibenvorfall; Beweise: Kernspin- und Computertomogramme. Quelle über die elektronischen Netze „Internet" und „CompuServ" (Universitäten oder andere Abonnenten): V. Desnizza, B. Widjaja-Cramer

Auf der Third European Conference on Pediatric Rheumatic Diseases and Allied Disorders, Gent, Belgien, 13. – 16. September 1995: Abstract: „Juveniles Rheuma" (V. Desnizza, Group Research) eingereicht und bereits aktzeptiert worden.

Auf dem 7th „International Headache Congress" of the International Headache Society, Toronto, Canada, 16 – 20. September 1995: Abstract: „HWS-Syndrom, Migräne, Schulter-Arm-Syndrom etc." eingereicht und bereits aktzeptiert worden. (V. Desnizza, Group Research)

Zum 13th Congress of the European Association of Internal Medicine with the 1st Panhellenic Congress of Internal Medicine (4. – 8. Oktober 1995) in Athen/Griechenland: Abstract: „Asthmatic Disease" eingereicht. (V. Desnizza, Group Research)

The Seventh International Seminar on the Treatment of Rheumatic Diseases, Tel-Aviv University and The European League Against Rheumatism: Studie über „Morbus Bechterew and PCP" eingereicht (V. Desnizza, Group Research)

Zum 6th International Headache Research Seminar, 17. – 19. November 1995: Abstract „Migraine hormonell et cervical". in Kopenhagen, Dänemark, eingereicht (V. Desnizza, Group Research)

Second Interdisciplinary World Congress on Low Back Pain, 9. – 11. November 1995 in San Diego, Kalifornien: Abstract „M. Bechterew, Low Back Pain" (Studie über ca 800 Patienten) eingereicht; bereits akzeptiert worden. (V. Desnizza, Group Research).

Das wissenschaftliche Material kann unter folgender Adresse angefordert werden:

Praxis Dr. med. Volker Desnizza
Postfach 127
76481 Baden-Baden
Telefon 07221 – 9 39 80
Telefax 07221 – 2 87 51

Indikationsgebiete: Mikrozirkulation
(über die Nerven therapierbar)

Neurologie:
- Neuritis u. Perineuritis, Pseudoparesen (abhängig von der Dauer)
- Beinflussung von cerebralen venösen Stauungen (Hydrops)
- Beeinflussung bei Multipler Sklerose und Arteriosklerose
- Neurodermatitis

Orthopädie:
- Bandscheibenbeschwerden (Rückenschmerzen)
- Rheumatische Erkrankungen (multiple Entzündungen), jegliche Gelenkentzündungen und Schwellungen (Ödeme), Seh- und Hörstörungen, juveniles Rheuma, Morbus Scheuermann, Morbus Bechterew
- Halswirbelsäulen- (HWS-)/Lendenwirbelsäulen- (LWS-)-Syndrom, Schultergelenkserkrankungen, Bewegungseinschränkungen, Pseudolähmungen, Cervikalmigräne, Bandscheibenentzündungen und Bandscheibenvorfälle, hormonelle Migräne, Taubheitsgefühle, Kraftlosigkeit
- Lumboischialgie, Bewegungseinschränkungen, Pseudolähmungen, Kraftlosigkeit, Rückenschmerzen
- Hüft- und Kniegelenkserkrankungen (Entzündungen), Unfallfolgen, Bewegungseinschränkungen, Schmerzen, Erguá, Tennis-Golf-Gelenkentzündung, Meniskuserkrankungen
- Tennisellenbogen, Golfellenbogen
- Bandscheibenvorfälle und Bandscheibenvorwölbungen, Pseudolähmungen, nicht älter als zwei bis drei Jahre; Wirbelgelenkentzündungen

Innere Medizin:
- Durchblutungsstörungen (kalte Hände und Füße), Raucherbein (arterielle Durchblutungsstörung), Krampfadern (venöse Durchblutungsstörungen und Entzündungen)
- Migräne, chronische, hormonelle Migräne, Cervicalmigräne
- Schilddrüsenerkrankungen (Kropf, Entzündungen), Adenom und heiße Knoten
- Koronare Herzerkrankungen (Angina pectoris)

- Akute und chronische Magen-, Darm-Schleimhautentzündungen, Ulcus
- Nieren- und Nierenbeckenentzündungen
- Akute und chronische Pankreatitis und Bronchitis, entzündliche Bronchialkrankheiten, Asthma bronchiale, Diabetes mellitus
- Bluthochdruck

Urologie/Gynäkologie:
- Prostata-Entzündung, akute Prostatitis, Prostata-Vergrößerung (Adenom)
- Blasenentzündungen (akut und chronisch), Reizblase
- Entzündungen der Sexualorgane, Adnexitis, Uterusentzündungen, kleine noch junge Myome und Zysten, auch kleine Brustzysten, Hoden- und Nebenhodenentzündungen

Dermatologie:
- Herpeserkrankungen (chronische, nicht älter als ein halbes Jahr)
- Akne, Psoriasis, Ulcus cruris (Geschwüre)

Hals-Nasen-Ohren-Heilkunde:
- Hörsturz und Ohrensausen (Tinnitus), Durchblutungsstörungen der Ohren und akuter Gehörverlust

- Kiefergelenkentzündungen, Nebenhöhlenentzündungen (nicht bakteriell)
- chronische Halsentzündungen (nicht bakteriell)

Register